Albert Ellis / Ted Crawford

Training der Gefühle in der Partnerschaft

7 Wege zu einer erfüllten Liebe

Aus dem Amerikanischen übersetzt von Isabella Kowatsch

mvg Verlag

Bibliografische Information der Deutschen Bibliothek
Die Deutsche Bibliothek verzeichnet diese Publikation in der Deutschen Nationalbibliografie; dataillierte bibliografische Daten sind im Internet über http://dnb.ddb.de abrufbar.

Titel des Originals: Making Intimate Connections
Aus dem Amerikanischen übersetzt von Isabella Kowatsch

http://www.mvg-verlag.de

Umschlaggestaltung: Vierthaler & Braun Grafikdesign, München
Satz: mi, Echter J.
Druck und Bindearbeiten: Ebner & Spiegel, Ulm
Printed in Germany 08341/080304
ISBN 3-478-08341-9

Widmung

Dieses Buch widme ich meiner Gattin, Janet L. Wolfe, die die REVT eifrig angewendet hat, um es fünfunddreißig Jahre lang mit mir auszuhalten.

Albert Ellis

In Dankbarkeit widme ich dieses Buch Alfred Korzybski, Albert Ellis, Lynn Hamilton und meiner Frau Yolanta Crawford.

Ted Crawford

Danksagung

An Emmet Velten und Kevin Fitz-Maurice, die das Manuskript zu diesem Buch gelesen und hilfreiche Kommentare abgegeben haben.

Albert Ellis

An all jene, die es mir leicht gemacht haben, zu lernen, was funktioniert. Und an all die anderen, die es mir schwer gemacht haben, denn sie haben mir dabei geholfen, mein Verständnis und meine Fertigkeiten zu vervollkommnen.

Ted Crawford

Inhalt

1

Chemie, Beziehungen und Kommunikation

Wie man sich selbst aus der Fassung bringt

Jay war ein Chemie-Experte. Als Universitätsprofessor und echte Autorität auf seinem Gebiet konnte er dieses Thema bis ins kleinste Detail mit seinen Studenten, seinen Kollegen und seiner Frau Marjorie diskutieren. Seine Gefühle auszudrücken war allerdings etwas ganz anderes. Gefühle waren schließlich weit weniger konkret als chemische Formeln! Einer der Gründe dafür, dass Jay Marjorie geheiratet hatte, war, dass sie ihre Gefühle so wunderbar ausdrücken konnte; er musste ihr einfach nur zustimmen oder widersprechen, ohne seine eigenen Gefühle näher zu beschreiben. Das ging ganz gut so – zumindest eine Zeit lang.

Allmählich hatte Marjorie genug von seinem ewigen: „Ja, mir geht es genauso“, und wollte, dass er sich etwas präziser ausdrückt. Jay hatte keine Ahnung, was er ihr sagen sollte – und machte sich dann große Vorwürfe darüber, dass er so schlecht kommunizieren konnte. „Marge hat Recht. Ich *sollte* wie sie empfinden. Und wenn nicht, dann *muss* ich wenigstens die Gefühle zum Ausdruck bringen, die ich habe, sonst merkt sie doch, was für ein Zombie ich bin!" Jays Forderungen an sich selbst – dass er aufregende Gefühle haben *muss* und diese *unbedingt* gut ausdrückt – führten dazu, dass er beinahe gar nichts mehr sagte und von selbstschädigenden Gefühlen – starken Ängsten – überwältigt wurde.

Marjorie wiederum geriet zunächst durch ihre eigenen Ansprüche in Wut:

„Schließlich verlange ich doch nicht viel von Jay, aber er weigert sich einfach, über irgendetwas anderes als über Chemieprobleme mit mir zu reden. Wen interessiert das schon! Ich erwarte doch so wenig, da *sollte* er sich wirklich mehr bemühen!" Marjorie brachte auch Selbstmitleid ins Spiel: „Nach allem, was ich für ihn getan habe! Ich habe mich so bemüht und wirklich alles getan, um ihm dabei zu helfen, sich mitzuteilen – und was bekomme ich jetzt? Absolut gar nichts. Wie ungerecht! Ich fühle mich total betrogen."

Jay reagierte auf Marjories Wut und Selbstmitleid mit Schuldgefühlen: „Sie ist zu Recht wütend auf mich, und ich *sollte* ihr nicht solchen Kummer bereiten. Wie abscheulich von mir, Marge so zu quälen! Ich bin nicht einfach nachlässig, nein, ich bin richtig *abscheulich*!"

Und diese Spirale setzte sich fort: Als Marge sah, wie Jay sich selbst herabsetzte, fühlte sich Marjorie schuldig: „Da fällt es ihm so schwer, seine Gefühle auszudrücken. Ich *sollte* wirklich mehr Verständnis für ihn haben, statt mich selbst zu bedauern. Eine gute Frau bin ich ihm!"

Wie das in vielen Ehen, in denen die Kommunikation versagt, so typisch ist, forderten Jay und Marjorie von sich und ihrem Partner, was man tun „sollte", und schufen damit einen immer weiter eskalierenden Teufelskreis aus Selbstkritik, Wut und Selbstmitleid. Wie Sie sich lebhaft vorstellen können, ging es mit ihrer Kommunikation noch weiter bergab.

Unser Ziel in diesem Buch ist es, Ihnen Möglichkeiten anzubieten, wie Sie Probleme, wie die von Jay und Marjorie, lösen können. Sie werden lernen, Kommunikationsfallen zu vermeiden, und wie Sie sich daraus befreien, sollten Sie trotzdem einmal in eine geraten. Bei der Paar-Kommunikation bedienen wir uns der *Rational-Emotiven Verhaltenstherapie*, einer Methode, die Al* Mitte der Fünfzigerjahre entwickelte und die heute eine der anerkanntesten und weitestverbreiteten Therapieformen weltweit ist.

Al, der Begründer dieser Therapieform, erzählt dazu folgende Geschichte:

Als ich die Rational-Emotive Verhaltenstherapie (REVT) im Januar 1955 kreierte, verfolgte ich dabei hauptsächlich ein Ziel: Ich wollte meinen Klienten helfen, ein glücklicheres und erfüllteres Leben zu führen.

Diesen Plan hatte ich schon lange. Schon als Teenager, als ich selbst ziemliche Probleme hatte, dachte ich darüber nach. Ich litt unter starken Phobien – vor allem davor, öffentliche Reden zu halten und mit Fremden zu sprechen –, also durchstöberte ich die Regale zahlreicher öffentlicher Bibliotheken in New York, um herauszufinden, wie ich weniger neurotisch und dafür wesentlich glücklicher werden könnte. Ich hockte über den Werken der alten Philosophen – Konfuzius, Lao Tse, Gautama Buddha, Epikur, Epiktet und Mark Aurel – und wendete vieles davon erfolgreich bei mir selbst an. Heureka! Ich überwand meine Angst davor, öffentlich zu sprechen, völlig und wurde sogar unglaublich gut darin. Was das Ansprechen von Fremden betraf – besonders attraktiver junger Frauen – verwandelte ich mich zu einem der besten Aufreißer der Stadt. Ich las und schrieb über das Glücklichsein sogar schon, bevor ich Psychologe wurde, unter anderem *The Art of Never Making Yourself Unhappy*, das ich für ein großartiges Buch hielt. Obwohl es mir nicht gelang, einen Verleger davon zu überzeugen, dass daraus ein Bestseller werden könnte, verwendete ich einige darin enthaltene Ideen und weigerte mich hartnäckig,

---

* In diesem Buch benutzen wir folgende Abkürzungen für unsere Namen: „Al“ oder „[Ae]“ für Albert Ellis und „Ted“ oder „[TC]“ für Ted Crawford

mich selbst über meine „große, verpasste Gelegenheit" unglücklich zu fühlen.

1943, im Alter von dreißig Jahren, begann ich als Psychologe zu praktizieren und änderte mein Ziel. Statt Menschen zu helfen, *glücklich* zu werden, wollte ich ihnen helfen, *weniger emotional gestört* zu sein. Ich entdeckte, dass die Mehrheit meiner Klienten so sehr in emotionale Wirren verstrickt war, dass sie kaum einmal Spaß hatten oder sich selbst verwirklichen konnten – was sie doch vermutlich wollten. Das Ziel der Rational-Emotiven Verhaltenstherapie war nun, den Menschen zuerst zu helfen, ihre emotionalen Probleme zu überwinden, und ihnen dann zu zeigen, wie sie glücklicher werden konnten. Diese beiden Ziele zu erreichen erfordert, dass man gut mit sich selbst und anderen kommuniziert. *Um weniger beunruhigt zu sein, wenn Sie mit sich selbst allein sind, achten Sie darauf, wie Sie mit sich selbst kommunizieren. Um mit anderen Menschen gut umgehen zu können, hören Sie darauf, wie Sie mit ihnen kommunizieren. Ja, beides ist wichtig!*

Als ich die REVT auszuüben begann, war mir nicht ganz klar, dass es sowohl auf die Kommunikation mit anderen wie auch mit sich selbst ankommt. Wie die meisten anderen Therapieformen, ist die REVT äußerst interpersonell. Sie ist darauf ausgerichtet, dass Sie einem Therapeuten zuhören und sich auf ihn einstellen und dass der Therapeut Ihnen zuhört, Sie versteht und eine Beziehung zu Ihnen aufbaut, in der Sie sich akzeptiert fühlen. Die REVT zeigt Ihnen auch, wie Sie erfolgreich mit wichtigen Personen umgehen – einschließlich jenen, die selbst eine Therapie brauchen könnten! [AE]

Mit sich selbst kommunizieren

Mehr als andere Therapieformen geht die REVT darauf ein, wie Sie mit sich selbst kommunizieren. Das „ABC" emotionaler Störungen – ein Grundkonzept der REVT – konzentriert sich auf das, was Al ursprünglich die *Selbstgespräche* nannte, mit denen die Menschen sich selbst aus der Fassung bringen.

Dieses ABC zeigt auf, dass Sie in Ihrem Kopf ständig Gespräche führen und wie Sie die meisten Ihrer selbstschädigenden Gedanken, Gefühle und Handlungen *aufbauen* und *erschaffen* und diese folglich auch *abbauen* und *reduzieren* können. Das ABC der Rational-Emotiven Verhaltenstherapie macht Ihnen klar, wie Sie mit sich und anderen reden und wie Sie mit Hilfe des ABCs besser kommunizieren.

Bevor wir näher auf die partnerschaftliche Kommunikation eingehen, wollen wir Ihnen einen kurzen Überblick über dieses ABC geben.

Die REVT geht davon aus, dass Sie, wie fast alle Menschen, einige grundlegende *Ziele* oder *Werte* haben, insbesondere:

- am Leben zu bleiben,
- glücklich zu sein, wenn Sie allein sind,
- mit einer Reihe anderer Menschen gut zu kommunizieren und ein gutes Verhältnis zu ihnen zu haben,
- zu ein paar ausgewählten Menschen ein inniges Verhältnis zu haben,
- gut informiert und ausgebildet zu sein,
- sich Ihren Lebensunterhalt in einem dauerhaften – und vorzugsweise erfreulichen – Beruf oder Job zu verdienen,
- sich an einigen Freizeitaktivitäten, die von Spiel und Sport bis zu Kunst und Wissenschaft reichen können, zu erfreuen.
- Ihr Leben weitgehend selbst zu bestimmen und durch andere Menschen, äußere Umstände oder Ihre eigenen persönlichen Probleme nicht zu sehr eingeschränkt zu werden,
- eine enge Beziehung aufrechtzuerhalten und/oder zu vertiefen.

Ihre Beziehung vertiefen

In diesem Buch wollen wir uns einem bestimmten Ziel widmen: *eine enge Beziehung aufrechtzuerhalten und/oder zu vertiefen.* Dieses Ziel bringt vermutlich praktische wie auch emotionale Probleme mit sich. Bei den *Sieben Richtlinien*, die wir in diesem Buch präsentieren, handelt es sich um Verhaltensweisen und Methoden, mit denen Sie sowohl die praktischen als auch die emotionalen Probleme beim Kommunizieren mit einem Partner lösen können.

Wenn dies Ihr Hauptziel ist, und Sie *wollen* oder *möchten* es erreichen, dann werden Sie sich erfahrungsgemäß zufrieden oder glücklich fühlen, wenn Ihnen das gelingt, und traurig, unglücklich, enttäuscht, bekümmert oder unzufrieden, wenn es Ihnen nicht gelingt. Diese negativen Gefühle sind „gesund" oder „hilfreich", obwohl sie schmerzlich sind, denn sie treiben Sie dazu an, die Hindernisse auf dem Weg zu Ihrem Ziel zu beseitigen und trotzdem glücklich zu leben. Diese Aussage lässt sich auf alle Ziele anwenden, die Sie verfolgen.

Gut. Sie streben also danach, glücklich zu sein, und meiden Hindernisse. Sie erarbeiten Möglichkeiten, um die Schwierigkeiten des Lebens zu bewältigen, verkünden, dass Sie gut Probleme lösen können, und erlangen etwas, das der Stanford-Psychologe Albert Bandura als *Selbstwirksamkeit* (engl.: self-efficacy) bezeichnet. „Ich weiß, was zu tun ist, damit es mir gut geht und ich meinen Spaß habe. Wunderbar!" Al nennt das Vertrauen in das Erreichen seiner Ziele (engl.: achievement-confidence) (mehr darüber können Sie in seinem Buch *Reason and Emotion in Psychotherapy*, überarbeitete Auflage von 1994, lesen). Das ist ein guter Augenblick, um näher auf das ABC-Konzept der REVT einzugehen.

Ziel – „Ich möchte mit John eine gute Beziehung führen."

- A (*aktivierendes Ereignis*) – „John scheint mich zu mögen und mit mir zusammen sein zu wollen."
- B (*Überzeugung*) – „Gut! Das gefällt mir! Es bedeutet, dass ich vermutlich gut mit anderen Menschen umgehen kann, die ich mag."
- C (*Konsequenzen*) – Gefühl von Selbstwirksamkeit, Vertrauen darin, sein Ziel zu erreichen, Meister seiner selbst sein.

Wie kommt es zu Ihren „Überzeugungen" darüber, Ihre Ziele zu erreichen oder zu verfehlen? Das liegt einfach in der Natur des Menschen. Um zu überleben und glücklich zu sein, müssen Sie praktisch immer über Ihre *Überzeugungen* und die *aktivierenden Ereignisse* in Ihrem Leben nachdenken, sie abschätzen und beurteilen und dann bestimmen, wie Sie mit ihnen umgehen. Das machen auch andere Tiere, aber als Mensch haben Sie viel kompliziertere Überzeugungen. Sie reagieren auf die aktivierenden Ereignisse (A) mit Gefühlen und Taten, nicht nur weil sie passieren, sondern auch infolge Ihrer Überzeugungen (B). Das tun Sie, *weil* Sie ein Mensch sind. Die REVT geht davon aus, dass die daraus folgenden Konsequenzen (C) sowohl auf „A" als auch auf „B" und nicht nur auf das eine oder das andere zurückzuführen sind.

Als ich die REVT 1955 erstmals formell anzuwenden begann, bemerkte ich, dass sie den Menschen bei ihren Gesprächen mit sich selbst und anderen sehr half. Wenn Sie wirklich verstehen, wie Ihnen Ihre Überzeugungen helfen oder im Wege stehen und wie Sie diese ändern oder beeinflussen können, dann können Sie weit besser kommunizieren. Außerdem können Sie anderen, sich selbst und Ihren Beziehungen helfen, wenn Sie erkennen, wie verworren die Überzeugungen und Konsequenzen der anderen Menschen sind und wenn Sie diese trotz ihrer Verwirrung bedingungslos akzeptieren und ihnen mit Hilfe der REVT zeigen, wie sie es schaffen, sich weniger zu ärgern.

Ich erkannte das in den Sechzigerjahren, aber Ted erkannte das in gewisser Weise noch klarer als ich. Er las die REVT-Bücher und Artikel, während er mit unzähligen Menschen vorwiegend an ihren Kommunikationsproblemen arbeitete. Obwohl er keine akademische Ausbildung in Psychologie oder Soziologie hatte, wurde er meiner Meinung nach bald zu einer der führenden Autoritäten auf dem Gebiet der effektiven Kommunikation. Ted schuf eine ungewöhnliche Methode, die Alter-

nierende Diskussionsabfolge (RDS), bei der es um das Zuhören und miteinander Reden geht, und er führte auch eine Reihe anderer Methoden für das interpersonelle Zuhören ein, von denen wir einige weiter hinten in diesem Buch beschreiben werden. Obwohl einige seiner Methoden von der Arbeit Carl Rogers über aktives Zuhören und bedingungslos positive Akzeptanz beeinflusst sein mögen, hat Ted immer gesagt, dass es hauptsächlich meine frühen Arbeiten über die REVT waren, die ihn inspirierten. Darüber bin ich natürlich sehr erfreut. Wir stehen seit 1962 in enger Verbindung und arbeiten seit mehr als 38 Jahren mittels Post, Telefon, Aufzeichnungen und persönlicher Treffen zusammen.
Ted und ich begannen dieses Buch in den Sechzigerjahren zu schreiben, aber schließlich waren wir zu beschäftigt dafür. Wir machten uns keine Vorwürfe deswegen und waren nicht verzweifelt darüber, sondern entwickelten unsere auf der REVT basierenden Ansichten über die Kommunikation mit sich selbst und anderen weiter, erprobten sie mit Gruppen, in Seminaren, in unseren Therapiesitzungen und in unseren eigenen privaten Beziehungen. Jetzt gibt es viel zu schreiben – vielleicht sogar zu viel für ein Buch. Deshalb werden wir in diesem ersten Band nicht alle unsere Ideen präsentieren, sondern hauptsächlich jene, die mit der REVT zu tun haben. [AE]

Die Rational-Emotive Verhaltenstherapie betrachtet alle Menschen – ja, Sie eingeschlossen – als Wesen, die fortwährend intern und extern kommunizieren. Sie unterhalten sich mit anderen, üblicherweise mittels Sprache, aber Sie verwenden auch Bilder, Symbole, Schauspiel, Film, Gestik, Laute, Lachen und andere Zeichen. Sie kommunizieren mit sich selbst, wiederum überwiegend durch Gespräche und Sätze, aber auch durch Absichten, Philosophien, Visualisierungen, Symbole, Formeln, Träume, Kunst, Musik und sonstige Ausdrucksformen. In diesem Buch werden wir Ihnen hauptsächlich zeigen, wie Sie effektiver mit sich selbst und anderen kommunizieren, denn Gespräche sind – für die meisten von uns – das gebräuchlichste Kommunikationsmittel. Doch hinter diesen offenen Diskussionen verbergen sich auch viele unausgesprochene, stillschweigende oder unbewusste Gedanken, auf die wir ebenfalls eingehen möchten. Ob Sie sich dessen bewusst sind oder nicht, Sie „sprechen" mit sich selbst und mit anderen sowohl auf implizite wie auch auf explizite Weise.

Kommunikationsstile

Betrachten wir einmal, wie Sie intern und extern kommunizieren, um zu sehen, wie Sie Ihr eigenes Denken, Fühlen und Handeln besser verstehen und ändern sowie besser auf sich selbst und andere eingehen können. In einer Zeit, in der die Menschheit außerordentlich erfolgreich dabei ist, Krankheit und Not zu lindern, sich die Naturkräfte nutzbar zu machen, um riesige Mengen an Nahrung und Energie zu produzieren und die weltweite Kommunikation zu verbessern, haben wir es nicht geschafft, Frieden und Zusammenarbeit zwischen unseren vielen Nationen und Milliarden von Menschen zu erreichen.

Ursprünglich ging die Rational-Emotive Verhaltenstherapie davon aus, dass es zu beunruhigenden Konsequenzen (C) kommt, weil Sie *irrationale Überzeugungen* (iBs) wiederholen – iBs, die Sie überwiegend von Ihren Eltern und Ihrer Kultur übernommen haben. Dann prägen Sie sich diese schädlichen Gedanken dummerweise immer wieder ein. Das stimmt zum Teil. Doch aufgrund jahrelanger praktischer Erfahrungen und vieler wissenschaftlicher Studien kommt die REVT jetzt zu der Erkenntnis, dass wir alle von Natur aus dazu neigen, starke Präferenzen – sowohl anerzogene wie auch angeborene – zu entwickeln und daraus unrealistische Forderungen zu *machen*: „Weil ich mir Erfolg und Anerkennung *so sehr wünsche*, *muss* ich das bekommen!"

Sobald Sie jedoch aus Ihren starken Präferenzen eine *dringende Notwendigkeit* machen, haben Sie ein Problem. Die anderen Menschen und das Universum kümmern sich nämlich kaum darum, ob Ihre gottähnlichen Ansprüche erfüllt werden. Schlimmer noch, Sie selbst, die anderen und die äußeren Umstände verhindern häufig, dass Sie Ihre Ziele erreichen. Das ist hart!

Wenn Sie sich, wie Millionen intelligenter Menschen weigern, diese Realität zu akzeptieren, kann es sein, dass Sie sich selbst sehr unglücklich machen, wenn das Leben (z.B. Sie, andere Menschen und die Umstände) nicht so läuft, wie Sie meinen, dass es *sollte*. Selbst wenn Sie erfolgreich sind und die Menschen und die Umstände Sie tatsächlich so gut behandeln, wie Sie meinen, dass sie „müssen“, können Sie in Panik und Furcht geraten. Woher wissen Sie, dass die Dinge, die Sie fordern und heute erreichen, *auch morgen noch* so gut laufen? Sie wissen es nicht!

Sie können ganz leicht eine Reihe hilfreicher *rationaler Überzeugungen* (rBs) über ungünstige aktivierende Ereignisse (A), die in Ihrem Leben passieren, annehmen oder entwickeln. Dabei handelt es sich fast immer um Präferenzen, wie etwa: „Obwohl ich es hasse, ein wichtiges Ziel nicht zu erreichen oder von einem Menschen, den ich mag, abgelehnt zu werden, kann ich trotzdem ein ziemlich glückliches Leben führen.“

Drei Arten von irrationalen Überzeugungen

Es ist einfach, viele irrationale Überzeugungen (iBs) über unerfreuliche aktivierende Ereignisse (A), die Sie quälen, anzunehmen oder zu entwickeln. Sie machen das mit Hilfe von unrealistischen, unlogischen und selbstschädigenden *Forderungen*, *Befehlen* sowie *Soll- und Muss-Vorstellungen*, wie den folgenden drei:

1. „Ich (ego) muss wichtige Aufgaben *unbedingt* gut machen und von bedeutenden Personen anerkannt werden. Wenn ich sie nicht gut mache und keine Anerkennung bekomme, wie ich eigentlich *müsste*, bin ich wertlos, werde *ständig* versagen

und verdiene gar nichts Gutes im Leben!" Diese dogmatische Forderung führt häufig dazu, dass Sie sich ängstlich und deprimiert fühlen, sich selbst hassen und „riskanten" Projekten und Beziehungen aus dem Weg gehen.

2. „Andere Menschen, die mit mir zu tun haben, müssen mich unbedingt freundlich, liebevoll und gerecht behandeln. Wenn sie es nicht tun, dann sind sie schlechte Menschen, die man ablehnen und bestrafen muss!" Diese hochtrabende Forderung bewirkt häufig, dass Sie Wut, Zorn und Rachsucht empfinden sowie Streit und Konflikte – sogar Kriege – mit anderen heraufbeschwören.
3. „Meine Lebensumstände (meine Umgebung) müssen absolut komfortabel und angenehm sein, mich schnell und mühelos mit allem versorgen, was ich mir wünsche, und dürfen mir keinerlei Unannehmlichkeiten bereiten. Wenn die Umstände nicht so sind, ist das schlimm, ich kann es nicht ertragen, das Leben ist kaum lebenswert, und es lohnt sich nicht, auch nur zu versuchen, etwas zu verbessern!" Diese irrationale Überzeugung führt oft zu Gefühlen von Frustration (besonders bei jenen mit einer niedrigen Frustrationstoleranz [LFT]), Unbehagen, Bestürzung, Wut, Depression und/oder Selbstmitleid. Sie kann auch zu Faulheit, Aufschub, Ablehnung, Rationalisierung und Abhängigkeit führen.

Zusammengefasst kann man sagen, irrationale Überzeugungen (iBs) lassen sich in drei wesentliche Kategorien einteilen, nämlich *ich selbst*, *die anderen* und *die Umstände*:

1. Ich muss immer alles gut machen.
2. Die anderen müssen mich immer freundlich und gerecht behandeln.
3. Die Umstände müssen mich immer mit allem versorgen, was ich mir wünsche, und auf die Weise, wie ich es mir wünsche.

Sollten Sie nicht perfekt sein und nicht in Wirklichkeit das Universum leiten, passen Sie auf! Mit *hochtrabenden Forderungen* und *Befehlen* können Sie viele Ihrer vernünftigen Ziele, Interessen und Wünsche sabotieren. Nicht immer – aber oft genug!

Das gilt ebenfalls für Ihr Bestreben, mit anderen gut zu kommunizieren. Ihre *Präferenz*, eine Beziehung zu anderen herzustellen und sie dazu zu bringen, Ihnen aufmerksam zuzuhören, ist schon in Ordnung. Ihr *Anliegen*, sie dazu zu bewegen, Ihnen zuzustimmen und sich Ihnen nicht zu widersetzen, ist durchaus vernünftig und normal. Ihr *Wunsch*, vollkommen verstanden zu werden, ist völlig gesund und rational. Ihr *Bedürfnis*, von ihnen anerkannt zu werden, ist verständlich. So weit, so gut!

Doch ab hier geraten viele von uns in Schwierigkeiten. Der totale *Anspruch*, dass man Ihnen zuhören und beipflichten *muss*, ist ganz und gar nicht hilfreich, sondern häufig unrealistisch und nicht zu erfüllen. Statt Ihre Kommunikation mit anderen zu verbessern, können solche Forderungen verhindern, dass man einander näher kommt.

Das bedeutet nicht, dass es Ihnen ohne Ihre absolutistischen *Soll-, Muss- und Darf-nicht-Vorstellungen* automatisch und einfach gelingen wird, friedlich, freundlich und wunderbar mit anderen umzugehen. Höchstwahrscheinlich wird es das nicht. Wie wir zeigen werden, erfordert das mehr als das. Ihre gottähnlichen Ansprüche an sich selbst, an andere und an die äußeren Umstände aufzugeben wird Ihnen jedoch helfen. Und das merklich!

Die REVT und Kommunikation mit anderen

Dieses Buch wird nicht die meisten der weltweit vorhandenen Probleme lösen. Wohl kaum! Es wird Diktatur, Krieg, Verbrechen, Mord, Umweltverschmutzung, Überbevölkerung, Terrorismus, politische Korruption und sonstige soziale Missstände nicht beseitigen. Nicht ganz! Wenn Sie jedoch die darin enthaltenen Prinzipien und Methoden anwenden, um besser mit sich selbst und anderen zu kommunizieren, werden Sie wahrscheinlich friedlicher und glücklicher leben. Durch die Anwendung der REVT-Ideen bei sich selbst – und wie wir hoffen, deren *Weitergabe* an andere – kann es sein, dass Sie Ihr Leben und das Leben einiger anderer Menschen verbessern. Mit diesem gar nicht so unbedeutenden Anfang tragen Sie vielleicht zu einer allmählichen Verbesserung des Miteinanders der Menschheit bei.

Wir können nichts versprechen, aber das ist es, worauf wir hoffen.

2

Das Problem, die Realität zu akzeptieren

Ist dies bloß ein weiteres Selbsthilfebuch, das Ihnen wieder einmal zeigen will, wie Sie damit aufhören, sich über alles und jeden aufzuregen? Nein! Al hat mehrere solcher Bücher geschrieben und dieses ist nicht einfach eines mehr. Ja, es verwendet und lehrt einige der wesentlichen Elemente der kognitiven Verhaltenstherapie (KVT) und der Rational-Emotiven Verhaltenstherapie (REVT), aber im Wesentlichen geht es um partnerschaftliche Beziehungen. Neu ist, dass dieses Buch die *Sieben Richtlinien für wunderbare Beziehungen* beschreibt und Ihnen zeigt, wie Sie diese anwenden.

„Ich liebte Mickey“: Teds REVT-Geschichte

Die *Richtlinien* entstanden, als Ted in den Sechzigerjahren erstmals von Als Rational-Emotiver Verhaltenstherapie erfuhr und die REVT dazu einsetzte, die zwischenmenschliche Kommunikation zu verbessern, ein Anliegen, das er sein ganzes Leben lang verfolgt.

Ich wandte die REVT vor allem bei meiner Kommunikation mit Mickey an, in die ich unsterblich verliebt war. Doch leider hatte Mickey beschlossen, dass sie nichts mit mir zu tun haben wollte. Ihre Vorschriften „keine Verabredungen, keine Anrufe, keine Besuche“ schienen mir keine Möglichkeiten offen zu lassen – ich saß in der Tinte! Ich war verletzt, vernichtet und deprimiert und ich dachte, ich *muss* gut mit Mickey kommunizieren können; ich kann nicht, was ich können *muss*! Das glaubte ich zumindest. Ich konnte kaum schlafen, schleppte mich trotz Müdigkeit aus dem Bett, um zur Arbeit zu gehen. Mickeys Ablehnung hatte mich emotional verwundet.
In Als Werken über die Rational-Emotive Verhaltenstherapie bemerkte ich, dass er zwischen „wollen“ und „unbedingt brauchen“ unterschied. Mein Problem war meine fälschliche Überzeugung, dass ich „haben *muss*, was ich haben *will*“. Ich beschloss, die REVT-Theorie anzuwenden und auszuprobieren, was passieren würde.
Zu jener Zeit war ich selbstständig tätig. Ich verkaufte Eier. Ich beschloss, den Unterschied zwischen *wollen* und *unbedingt brauchen* zu üben, während ich geschäftlich unterwegs war. Ich stellte mir bei jedem Kunden vor, es würde sich um Mickey handeln, und während ich darauf wartete, dass sie an die Tür kam, sagte ich leise zu mir selbst: „Mickey, ich *will* mich mit dir unterhalten, aber ich muss nicht.“ Die Begriffe *müssen, sollen, unbedingt brauchen* und *absolut notwendig* sind alle austauschbar. Ich hatte viele Kunden, also konnte ich im Laufe eines Tages viel üben!
Eines Tages, am späten Nachmittag, hörte ich jemanden singen, sah aber niemanden. Ich war überrascht, als ich bemerkte, dass ich sang und euphorisch war und gar nicht mehr müde. Jetzt, da ich erkannte, dass ich das, was ich mit Mickey haben *wollte*, nicht mehr *unbedingt brauchte*,

fragte ich mich, was ich tun könnte, um mit ihr zu kommunizieren, denn das wünschte ich mir noch immer. Was hatte sich geändert? Sicherlich nicht Mickey, noch ihr Verbot, sie zu sehen. Ich kommunizierte überhaupt nicht mit ihr. Das Einzige, das sich geändert hatte, waren meine *Überzeugungen* – Überzeugungen, deren ich mir gar nicht bewusst gewesen war. Ich dachte nicht mehr, dass ich unbedingt mit Mickey kommunizieren *muss*. Ich brauchte es nicht *unbedingt*, sondern ich *wünschte* es mir lediglich. Folglich war ich durch ihre Ablehnung auch nicht mehr verletzt. Ich konnte auch ohne sie singen und glücklich sein – obwohl ich sie immer noch liebte.

An diesem Punkt erwachte meine Kreativität. Zum ersten Mal wurde mir klar, dass Mickey mir nicht verboten hatte, ihr Briefe zu schreiben. Ich überlegte, was ich ihr schreiben könnte, das sie interessieren und nicht verärgern würde. Erstens würde ich nichts von ihr verlangen – vor allem nicht, dass wir kommunizieren.

Zweitens würde ich sie daran teilhaben lassen, was ich tat, fühlte oder dachte. Drittens würde ich nur über Dinge schreiben, von denen ich vermutete, dass sie sie interessieren. Und viertens würde ich nur in der Gegenwart schreiben, ohne Verweise auf die Vergangenheit oder Zukunft. Das machte ich etwas über ein Jahr lang, ohne von ihr zu hören. Schließlich erhielt ich überraschend eine Postkarte mit der Einladung, sie zu treffen! Seit damals kommunizieren wir miteinander. [TC]

Zwischen *wollen* und *brauchen* unterscheiden

Von entscheidender Bedeutung ist, dass die Rational-Emotive Verhaltenstherapie zwischen *wollen* und *brauchen* unterscheidet. Wenn Sie nicht *brauchen*, was Sie wollen, sind Sie ehrlicher zu sich selbst und anderen Menschen.

Sind Sie der Meinung, dass Sie *haben müssen*, was Sie haben wollen, machen Sie sich nur selbst etwas vor, handeln verantwortungslos und rechtfertigen ihre Ansprüche damit, dass Sie etwas „unbedingt brauchen“. Und wenn Sie nicht bekommen, was Sie glauben, *haben zu müssen* oder *zu brauchen*, fühlen Sie sich vermutlich unzulänglich, deprimiert, verletzt und wütend. Sie glauben, dass es *furchtbar* ist, zu versagen, und Sie halten sich selbst für einen völligen Versager. Wenn Sie *wollen* und *brauchen* verwechseln, unterlassen Sie es, zwischen Ihren Bedürfnissen und Ihren fordernden *Soll- und Muss-Vorstellungen* zu unterscheiden. Das Leben ist viel lustiger, einfacher und kreativer, wenn Sie Ihre *Soll- und Muss-Vorstellungen* aufgeben.

Als ich die REVT bei mir selbst einsetzte, kam ich zu dem Schluss, dass Al mit der Verbindung zwischen Denken und Fühlen Recht hatte. Sie sind wie zwei Seiten einer Münze: Ich ändere mein Denken, und mein Fühlen ändert sich; ich ändere mein Fühlen, und mein Denken ändert sich.

Ich erforschte die Rational-Emotive Verhaltenstherapie und wie sie mit unserer Kommunikation zusammenhängt weiter. Ich entdeckte, dass die meisten Beziehungsprobleme darauf zurückzuführen sind, dass man Meinungsunterschiede und Unstimmigkeiten nicht erfolgreich bespricht und dass die Menschen irrtümlich glauben, das sei gar nicht möglich.

Jahre später, als ich Yolanta begegnete, waren wir beide zuvor verheiratet gewesen und waren jetzt geschieden. Diesmal wollten wir es – zur Abwechslung – richtig machen. Wir redeten darüber, was wir für eine erfolgreiche Beziehung tun könnten, und entwickelten die *Sieben Richtlinien* als Grundlage für unsere bevorstehende Ehe. Einige unserer Freunde waren so beeindruckt davon, wie wir sie anwendeten, dass sie die Sieben Richtlinien selbst in ihre Ehe einbrachten. Sie werden Frank, einen Ingenieur und Professor kennen lernen, der sie bei seiner Frau Frances anwandte, und Michelle, die sie bei ihrem Verlobten – und jetzigen Ehemann – Hunter einsetzte. [TC]

Die Sieben Richtlinien

Richtlinie 1: Akzeptieren Sie Ihren Partner, „wie er ist“.
Richtlinie 2: Zeigen Sie Ihrem Partner häufig, dass Sie ihn schätzen.
Richtlinie 3: Beweisen Sie bei Ihrer Kommunikation Integrität.
Richtlinie 4: Besprechen und erforschen Sie Meinungsunterschiede mit Ihrem Partner.
Richtlinie 5: Unterstützen Sie die Ziele Ihres Partners.
Richtlinie 6: Gewähren Sie Ihrem Partner das Recht, Fehler zu machen.
Richtlinie 7: Wandeln Sie Ihre Wünsche in Ziele um.

Franks Brief

Frank begann mit Richtlinie 1 und arbeitete sich bis Richtlinie 4 vor, als er beschloss, uns an seinen Erfahrungen und seinem Erfolg mit diesen Richtlinien teilhaben zu lassen.

> Haben die Sieben Richtlinien mein Leben verändert? Enorm! Anfangs fand ich sie nur verwirrend und nutzlos. Aber ich hielt durch, und nach langer Zeit begriff ich sie endlich. Was für eine Veränderung!
>
> Ich verstehe die erste Richtlinie so, dass man *alle Dinge* akzeptieren soll, wie sie sind – nicht nur Frances, „wie sie ist“. Es fiel mir schwer, das einzusehen, und noch schwerer, es umzusetzen. Mein ganzes Leben hatte ich gedacht, die Dinge *müssten* auf bestimmte Weise ablaufen, sonst wären sie einfach inakzeptabel. Wie viel Ärger das verursacht hat! Hartnäckig hielt ich an der Überzeugung fest, dass die Dinge so sein *müssten*, wie ich glaubte, dass sie sein *sollten*.
>
> Ted erklärte mir das Gegenteil, aber ich „verbiss mich in meine Verbissenheit“, bis es mich eines Tages wie ein Blitz aus heiterem Himmel traf. Ich dachte, warum

sollten die Dinge so sein, wie ich sie haben will? Wenn der Himmel blau ist und ich denke, er *sollte* grün sein, hat das einen Sinn? Natürlich nicht. Es hatte keinen Sinn, nicht zu akzeptieren, was eindeutig „ist, wie es ist". Ja, ich konnte mir *wünschen*, es wäre anders, aber es *fordern*?
Nun, ich forderte weiterhin – und gab Richtlinie 1 beinahe auf. Das Problem war, dass ich versuchte, die Richtlinie bei Frances anzuwenden, während ich sie bei mir selbst nicht anwendete. Zunächst dachte ich: „Ich *muss* es jedes Mal richtig machen, sonst habe ich versagt." Dann wandte ich die Rational-Emotive Verhaltenstherapie bei mir selbst an und sagte: „Gut, ich habe diesmal versagt, aber ich bin kein Versager, nicht wenn ich mich so akzeptiere, wie ich bin. Ich beginne einfach von neuem." Wie Popeye sagte ich mir: „Ich bin, wie ich *bin*!" Das soll nicht heißen, dass ich so bleiben möchte, aber solange ich nicht erkenne, wie ich bin, und mich akzeptiere, „wie ich bin", kann ich mich nicht ändern, weil ich nicht weiß, was ich ändern soll.
Während ich begann, mich selbst zu akzeptieren, „wie ich bin", fing ich auch an, die Richtlinien auf meine Beziehung mit Frances anzuwenden. Wie die meisten Dinge in meinem Leben akzeptierte ich sie nicht so, wie sie war. Ich forderte, dass sie so ist, wie ich dachte, dass sie sein *sollte*. Damit erreichte ich natürlich nichts. Ich beschloss, Richtlinie 1 bei Frances anzuwenden. Selbst wenn ich versagte, gab ich nicht auf.
Anfangs dachte Frances, ich könnte Richtlinie 1 nicht durchhalten. „Er wird bald aufgeben." Zaghaft prüfte sie meine Entschlossenheit. Als ich unbeirrt damit fortfuhr, sie zu akzeptieren, „wie sie ist", war sie sehr beeindruckt und wurde meinen Ideen gegenüber aufgeschlossener.
Die anderen Richtlinien waren ebenfalls sehr nützlich. Richtlinie 4 – Meinungsunterschiede zu besprechen, um eine für beide vorteilhafte Lösung zu finden – stach ebenso hervor wie die erste Richtlinie. Zuerst dachte ich, Frances müsste etwas sein, das sie aber nicht war. Gemäß

Richtlinie 1 akzeptierte ich Frances, so wie sie war, und liebte sie immer noch. Bevor ich ihr meine Meinung über eine wichtige Angelegenheit mitteilte, hörte ich mir ihre Ansicht an, gab sie mit meinen Worten wieder, bis sie zustimmte, dass ich sie wirklich verstanden hatte, und erst *dann* wich ich manchmal von ihrer Meinung ab. Wenn ich mir ihre Ansicht anhörte und zu ihrer Zufriedenheit verstand, war sie viel aufgeschlossener dafür, meine Meinung anzuhören und ernsthaft darüber nachzudenken. Oft näherten wir uns der Meinung des anderen an.

Ich erfand auch ein „Spielen-wir-das-noch-einmal"-Spiel, das sie bei mir einsetzte. Ich sagte zu Frances: „Wenn dich irgendetwas, das ich sage oder tue, verletzt, kannst du mich darum bitten, es noch einmal zu sagen (oder zu tun) und dich diesmal nicht zu verletzen." In diesen Fällen hatte ich fünfzehn Minuten Zeit, um mich zu sammeln (z.B. um meinen Stolz hinunterzuschlucken) und die Diskussion auf eine Weise zu wiederholen, die sie akzeptabel fand. Am Anfang benötigte ich die gesamte fünfzehnminütige Wartezeit. Jetzt habe ich mich so an dieses „Spiel" gewöhnt, dass ich bereit bin, sofort auf die Sache einzugehen. Zuerst muss ich wissen, was *genau* ihre Gefühle verletzt hat. Ich höre aufmerksam zu, wiederhole dann, was ich glaube, dass sie gesagt hat, bis sie damit zufrieden ist, dass ich ihre Ansicht verstanden habe. Da es meine Absicht ist, nett zu ihr zu sein, weil ich sie sehr liebe, fällt es mir leicht, es beim zweiten Mal richtig zu sagen. Ich kann mich kaum daran erinnern, dass diese Methode einmal nicht bei uns funktioniert hätte.

Ich hatte mit den Richtlinien Erfolg, indem ich meine Sichtweise der Dinge ein klein wenig veränderte, aber die Auswirkungen dieser Veränderungen waren gravierend. Mein Leben ist viel friedlicher geworden. Dieses Phänomen löst eine Aufwärtsspirale aus. Der Erfolg ermutigte mich dazu, die Richtlinien vermehrt anzuwenden, und jetzt ist es mir zur Gewohnheit geworden, sie anzuwenden, besonders bei Menschen, die mir nahe stehen. In anderen Fällen kann es sein, dass ich erst nachdenken muss und die Richtlinien dann anwende. [Frank]

Perfektion ist nicht notwendig

Die meisten Menschen reagieren auf diese Richtlinien mit: „Sie sind gut, aber schwierig." Wenn sie damit meinen, sie perfekt anwenden zu müssen, dann haben sie damit Recht; unsere Beziehungsrichtlinien *sind* schwer zu befolgen. Betrachten Sie sie jedoch als *Richtlinien* – nicht als *Befehle* –, dann ist es einfach, sie anzuwenden und Ihre Kommunikation mit und Ihre Beziehung zu Ihrem Partner zu verbessern. Wir kennen niemanden, uns selbst eingeschlossen, der sie perfekt anwendet.

Die Richtlinien, die Ihnen vermutlich am schwersten fallen, sind Nr. 1, Ihren Partner so zu akzeptieren, „wie er ist"; Nr. 4, Meinungsunterschiede zu besprechen, um eine für beide vorteilhafte Lösung zu finden; und Nr. 7, aus Ihren *Wünschen Ziele* zu machen. Werfen wir einen näheren Blick darauf.

Wir (Ted und Al) sind uns einig, dass die erste Richtlinie die schwierigste sein wird. Eines der Hauptprinzipien der REVT, das praktisch der gesamten Menschheit schwer fällt, einzusehen und anzuwenden, heißt „Akzeptanz". Die REVT bringt den Menschen bei, dass sie drei menschliche Eigenschaften *voll und ganz akzeptieren* müssen, um emotional im Gleichgewicht zu bleiben:

1. Sie sind fehlbar und Sie werden oft ineffizient, falsch und sogar unmoralisch handeln. Schade, aber das werden Sie tun. Statt sich selbst zu tadeln und somit zu Ihrer Fehlbarkeit *beizutragen*, akzeptieren Sie sich am besten selbst bedingungslos mit dieser Fehlbarkeit. Bedingungslose

Selbstakzeptanz (USA) ist ein zentrales Thema der REVT – und vieler Programme für mentale Gesundheit.

2. Alle anderen, einschließlich Ihr Partner, sind ebenso fehlbar, und wenn Sie klug sind, akzeptieren Sie die anderen ebenso bedingungslos (UOA) trotz ihrer Fehler und Schwächen. Akzeptieren Sie sie unbedingt, wie in Richtlinie 1 angegeben, „so wie sie sind". Denken Sie an das, was wir manchmal „perfektionistischen" Klienten sagen: „Es gibt keinen Grund, warum ein *perfekter Mensch* ausgerechnet mit Ihnen zusammen sein möchte."
3. Die Lebensumstände – Umgebung, Umwelt, Wirtschaft, Politik – sind alles andere als perfekt und können Ihnen, Ihrem Partner und anderen Menschen zahlreiche Probleme bereiten. Das ist hart! Sie müssen sie nicht mögen. Hassen Sie sie, wenn Sie möchten, und kämpfen Sie dagegen. Aber akzeptieren Sie Umstände, die Sie zurzeit nicht ändern können – ja, akzeptieren Sie sie –, ohne sich übermäßig darüber aufzuregen und die Situation nur noch zu verschlimmern.

Und noch ein Beispiel zum Abschluss

Was sagt die REVT über Akzeptanz? Jack und Jessamine liebten sich sehr, aber sie stritten sich fast jedes Wochenende, wenn sie ständig zusammen waren, wie verrückt. Jack weigerte sich, sich selbst zu akzeptieren, „wie er ist", mit seinem bescheidenen Einkommen als gelegentlich beschäftigter Musiker, seiner Unfähigkeit, perfekt Violine zu spielen und seinen Depressionen wegen seiner „vielen Unzulänglichkeiten".

Jessamine konnte Jacks Selbsterniedrigung nicht verstehen, denn für sie war er außerordentlich talentiert und der netteste Mensch, den sie je getroffen hatte. Heftig widersetzte sie sich seiner Selbstverunglimpfung, doch damit half sie ihm nur, sich selbst noch mehr zu geißeln. Er konnte es ihr, wie er dachte, nicht recht machen – was er doch *unbedingt müsste* – und wurde nur noch deprimierter.

Jack und Jessamine waren beide sehr deprimiert über die wenigen Angebote aus der Musikindustrie, ihre finanziellen Schwierigkeiten und den verwahrlosten Zustand ihres Wohnhauses in einem Viertel, das immer mehr herunterkam. Sie wollten ihre Eigentumswohnung verkaufen und in eine bessere Gegend ziehen, aber der Zustand ihres Gebäudes und ihre finanzielle Lage hinderten sie daran.

Al bemerkt, als Jack und Jessamine zur Eheberatung kommen, dass es sich um intelligente und gebildete Menschen handelt, die die REVT-Prinzipien der Akzeptanz schnell verstehen und zustimmen, dass es ihnen helfen würde, sie zu befolgen, die aber seltsamerweise trotzdem an ihren Forderungen festhalten. Jack *musste* einfach mehr leisten, um sich selbst mit seinen (stark übertriebenen) Unzulänglichkeiten zu akzeptieren. Jessamine wetterte in regelmäßigen Abständen gegen Jacks „idiotische" Selbsterniedrigung. Gemeinsam schimpften sie über das „blöde" Gebäude und die Musikindustrie. Jack wurde noch deprimierter; Jessamine wurde wütender. Sie steigerten ihr Gejammer und ihre niedrige Frustrationstoleranz. Sie schienen bereit, das Handtuch zu werfen, was sie selbst, ihre Beziehung und die Welt betraf.

Es dauerte mehrere Monate – statt der erhofften wenigen Wochen –, um zuerst Jessamine und ein wenig später Jack davon zu überzeugen, dass ihre Situation, „so wie sie war", schlimm war, *sehr schlimm*, aber nicht furchtbar und hoffnungslos. Jessamine bemühte sich wirklich sehr, Jack voll und ganz mit seinen Selbsterniedrigungen und Depressionen zu akzeptieren, egal für wie „idiotisch" sie sein Verhalten hielt. Auf diese Weise half sie ihm zu erkennen, dass dieses Verhalten in der Tat schlecht war, aber dass *er* ein wertvoller, liebevoller Mensch war. Ihr wurde auch klar, dass er sich nur noch minderwertiger fühlte und sich selbst hasste, weil er sie so wütend „machte", wenn sie ihn für sein Verhalten tadelte. Sie hörte völlig auf, ihn zu kritisieren, und betonte nur noch seine guten Eigenschaften, vor allem seine Nettigkeit. Jack war so erstaunt darüber, wie sie sich wandelte und ihn akzeptierte, „wie er ist", dass er sich umso mehr bemühte – mit viel

Ermutigung von Jessamine und Al –, es ihr gleichzutun, und er hatte weitgehend Erfolg damit. Insbesondere hörte er damit auf, sich Vorwürfe zu machen, weil er deprimiert war, und die Folge war, dass er viel weniger deprimiert war.

Gleichzeitig arbeiteten Jack und Jessamine daran, ihre schlimme wirtschaftliche Lage zu akzeptieren, „wie sie ist". Sie beschlossen, dass die Dinge eben erbärmlich sein sollen, wenn sie erbärmlich sind, und im Augenblick nichts daran zu ändern ist. Dann überlegten sie sich ein paar Dinge für das Wochenende, die nicht teuer waren, wie etwa sich einer Wandergruppe anzuschließen. Diese neuen Aktivitäten hielten sie von ihrem heruntergekommenen Wohnhaus fern, unterbrachen ihre Streitereien und erwiesen sich als äußerst vergnüglich. Als sich ihre selbst auferlegten emotionalen Probleme verringerten, konnten sie auch aneinander wieder Freude finden.

Ihre Ansichten über sich selbst, die anderen und Ihre Lebensumstände gibt es nicht „nur in Ihrem Kopf", wohl aber Ihre selbstzerstörerischen Überzeugungen darüber, und dagegen können Sie etwas tun. Im nächsten Kapitel werden wir etwas näher darauf eingehen, wie Sie sich selbst, Ihren Partner und die Realität, „wie sie ist", akzeptieren können.

3

Hinterfragen Sie Ihre Soll- und Muss-Vorstellungen

„Können Sie uns ein Beispiel dafür geben, dass gute Kommunikation möglich ist, wenn wir die Methoden der Rational-Emotiven Verhaltenstherapie (REVT) und die Sieben Richtlinien für wunderbare Beziehungen anwenden?"

Ja, das können wir. Hier ist eine wahre Geschichte. Ted war bei Mr. und Mrs. Jones zum Abendessen eingeladen. Dieses erstaunliche Paar ließ ihn an einer Auseinandersetzung teilhaben, die es gerade hatte. Mrs. Jones präsentierte energisch den Standpunkt Ihres *Ehemanns* in dieser Auseinandersetzung, so als ob es ihr eigener wäre.

> „Dann gab Mr. Jones den Standpunkt seiner *Frau* mit einer Begeisterung wieder, wie ich sie für die Darlegung seines eigenen Standpunkts erwartet hätte. Zu meiner großen Verwunderung genossen sie es beide, eine Unstimmigkeit, die sie noch nicht gelöst hatten, zu entde-

cken und offen zu diskutieren. Sie hatten Gefallen an ihrem Meinungsunterschied! [TC]

Mr. und Mrs. Jones schienen instinktiv herausgefunden zu haben, wie man Richtlinie 4 „Meinungsunterschiede besprechen, um eine für beide vorteilhafte Lösung zu finden" und Richtlinie 5 „Unterstützen Sie die Absichten und Ziele Ihres Partners" anwendet. Den meisten Paaren gelingt dies allerdings nicht instinktiv und einfach, aber man kann ihnen die Vorzüge aufzeigen und ihnen beibringen, wie man es macht.

Thelma und Sol und das Gewinnen

Nehmen wir einmal Thelma und Sol, zwei von Als Klienten, welche die REVT genau deshalb zu Hilfe nehmen wollten, weil sie beide gut im Streiten waren. Jeder liebte es, dem anderen klar zu machen, warum seine Absichten und Ziele absolut gerechtfertigt waren. Jeder genoss es, den Streit zu gewinnen und Recht zu bekommen. Wie viele Paare, die zur Eheberatung kommen, hatten sie Freude am Kampf – und verloren den Krieg. Besondere Freude bereitete es ihnen, darüber zu streiten, wie ihr Sohn Jim und ihre Tochter Mona richtig zu erziehen wären, und abwechselnd gewannen oder verloren sie den Streit – worunter vor allem ihre verwirrten Kinder litten.

Es war schwierig, Thelma und Sol von den ersten drei Kommunikationsrichtlinien zu überzeugen, denn sie weigerten sich, ihren Partner zu akzeptieren, „wie er ist", und keiner von ihnen wollte aufhören zu beweisen, dass er allein *Recht* hatte. Noch schwerer fiel es ihnen, die Vorzüge von Richtlinie 4 und 5 zu erkennen. Sie strebten beide eine klare *Ich-gewinne-du-verlierst*-Position an. Hier ist Als Kommentar dazu:

Zuerst half ich ihnen, einzusehen, dass keiner von ihnen ständig gewinnen kann, denn beide konnten gut argumentieren und würden eher sterben als verlieren. Sie

wären bestenfalls inkonsequente Eltern, und das wäre nicht gut für ihre Kinder.
Außerdem mussten sie den Streit gewinnen, um zu „beweisen“, wie klug und „bewundernswert“ sie doch waren. Und wenn sie nicht gewannen, fühlten sie sich als Eltern und als Mensch wertlos; wenn sie einen Streit vorläufig gewannen, hatten sie Angst, das *nächste Mal* zu verlieren. Die Folge war, dass sie ständig beunruhigt waren, und eigentlich konnte keiner von beiden wirklich gewinnen.
Als ich dies Thelma und Sol darlegte, erkannten sie, dass die Freude, einen Streit zu gewinnen, durch die mögliche künftige Selbsterniedrigung zunichte gemacht wurde und dass die vorübergehende Aufgeblasenheit des Ego später zu Selbstkritik und Angst führte. Folglich verloren sie – und ihre Kinder – in Wirklichkeit, selbst wenn einer von ihnen „gewann“.
Ich betonte, dass man am besten gewinnen konnte, wenn man die guten Argumente des anderen respektiert und schätzt. Ich überredete sie dazu, sozusagen als Hausaufgabe einige Wochen lang die Argumente des anderen zu unterstützen – das war etwas ganz Neues für sie! Doch sie bemühten sich unerschütterlich und begannen sogar Freude daran zu finden, die abweichende Meinung des anderen zu unterstützen. Bald gab es weniger Meinungsunterschiede und mehr Übereinstimmungen. Thelma, Sol und ihre Kinder freuten sich enorm darüber. [AE]

Die Soll- und Muss-Vorstellungen von Frank und Frances

Erinnern Sie sich noch an Frank und Frances aus dem vorigen Kapitel? Werfen wir einen Blick auf ihre *Muss-Vorstellungen* und darauf, wie unglücklich ihre Forderungen sie machten, bevor sie begannen, die *Sieben Richtlinien* anzuwenden. Frances liebte es, mit ihren Freundinnen und ihrer Mutter lange Telefonate zu führen. Frank jedoch ärgerte sich darüber, dass

Frances Zeit mit Telefonieren „verschwendete“, denn seiner Meinung nach *sollte* sie sich um den Haushalt kümmern und ihn bedienen, wie es sich für eine gute Frau gehört. Er hatte immer etwas für sie zu tun.

Wenn Frances am Telefon war, fragte er: „Wie lange dauert das noch?“ Für gewöhnlich antwortete sie: „Zehn Minuten“, und Frank begann, die Zeit zu stoppen. Nach genau zehn Minuten rief er ihr zu: „Die Zeit ist um! Hör auf zu telefonieren!“

Frances versuchte mit Frank zu handeln und sagte: „Ich bin beinahe fertig. Gib mir noch fünf Minuten.“ Ungern willigte er ein, aber diesmal blieb er im Zimmer. Daraufhin fauchte Frances ihn an: „Wenn du mich so bedrängst, machst du mich nervös. Bitte lass mich allein.“ Er ging nicht, und sie stritten, während Frances noch am Telefon war. Wenn sie dann aufhängte, weinte sie und fühlte sich verletzt und verärgert, weil er sie „gedemütigt“ hatte. Aus seinem Unmut wurde Zorn.

Mit Hilfe der REVT können wir den *absoluten Soll- und Muss-Vorstellungen* von Frank und Frances auf den Grund gehen:

Frances’ absolute Soll- und Muss-Vorstellungen

1. Frank *muss* mir mehr „Freiheit“ geben. Ich sollte über mein eigenes Leben bestimmen können. Ich *muss* besser behandelt werden als jetzt, denn ich verdiene es.
2. Frank *sollte* mich respektieren!
3. Ich halte es nicht aus! Ich *muss* die Möglichkeit haben, ich selbst zu sein. Ich kann *nicht* bei Frank bleiben!

Franks absolute Soll- und Muss-Vorstellungen

1. Ich muss die Kontrolle über Frances und meine Ehe haben. Ich *muss* besser behandelt werden als jetzt, denn ich verdiene es.
2. Frances *sollte* mich respektieren!
3. Ich darf Frances *nicht* verlieren. Ich *muss* sie einschüchtern, um *sicherzustellen*, dass sie bei mir bleibt. Sie *muss* mir gehorchen, wie sich das für eine gute Frau gehört!

4. Wenn Frank mich verlässt, bin ich allein, und das *darf nicht* sein. Also *muss* ich bei ihm bleiben, denn ohne ihn kann ich nicht überleben.
5. Frank *darf* sich *nicht* so verhalten. Er *muss* sich ändern, denn er ist ein wahres Scheusal.
6. Ich *brauche* eine gute Lösung für dieses Problem, und Frank *sollte* dafür sorgen! Ich *sollte* mich nicht mit einer so schlimmen Situation herumschlagen müssen. Wenn er sich besser benähme, und das *sollte* er eigentlich, dann würde er sich nach mir richten.

4. Frances *darf* mich *nicht* verlassen und mich mir selbst überlassen, denn das wäre furchtbar! Dass sie immer zurückkommt, beweist, dass meine Einschüchterung funktioniert. Ich *muss* sie also weiter einschüchtern, damit sie bleibt. Ich ertrage es nicht, ihr nachzugeben.
5. Frances *darf* sich *nicht* so verhalten, wie sie es tut, denn als gute Frau *muss* sie für mich da sein.
6. Ich *brauche* eine gute Lösung für dieses Problem, und Frances *sollte* dafür sorgen! Ich *sollte* mich nicht mit einer so schlimmen Situation herumschlagen müssen. Wenn sie sich besser benähme, und das *sollte* sie eigentlich, dann würde sie sich nach mir richten.

Werfen wir einen kurzen Blick auf die oben genannten *Soll- und Muss-Vorstellungen*. Beachten Sie als Erstes, dass jede der obigen *Soll- und Muss-Vorstellungen* ein unerfülltes *Wollen* enthält. Es ist durchaus *vernünftig*, dass Frank und Frances *möchten*, dass sich ihr Partner anders verhält.

Zweitens widerspricht jede *Soll- und Muss-Vorstellung* Franks und Frances' eigener „Realität". Durch die Verwendung von *sollte* und *müsste* erklären sie, dass ihre Situation *nicht sein sollte* und *dürfte*, wie sie unbestritten ist. Jede ihrer *Präferenzen* erweitern sie um eine *Forderung*. Sie betrachten irrtümlich ihre Präferenzen und ihre Forderungen als ein und dasselbe: „Weil ich es so sehr *will*, *muss* es so sein, wie ich es mir wünsche!“

Drittens handelt es sich bei jeder von Franks und Frances’ *Soll- und Muss-Vorstellungen* um hochtrabende, gottähnliche *Ansprüche*, die der andere auf magische Weise erfüllen *sollte* und *müsste*.

Wenn Sie wie die meisten Menschen sind, dann sind Sie wahrscheinlich nicht vollkommen zufrieden damit, wie die Dinge laufen. Und wenn Sie an Gott glauben, dann sagen Sie mit Ihren absolutistischen *Soll- und Muss-Vorstellungen* praktisch, dass Gott falsch gehandelt hat. Sie sagen Gott, wie das Universum sein *sollte*: Er *muss* Ihnen genau geben, was *Sie* sich wünschen! Ihr Wille, nicht der Wille Gottes geschehe! Selbst wenn Sie nicht religiös sind, stellen Sie vielleicht die hochtrabende Forderung, dass alles so sein *soll*, wie Sie es sich wünschen.

Vielleicht verwenden Sie andere Ausdrücke für Ihre absolutistischen *Soll- und Muss-Vorstellungen*. Andere Begriffe dafür sind *darf nicht*, *unbedingt brauchen* und *notwendig*. In „Wirklichkeit“ gibt es nichts, das Sie *unbedingt brauchen*, außer in der Bedingungsform: Wenn Sie ein Auto fahren, *brauchen* Sie Benzin oder Diesel (es sei denn, Sie fahren ein solarbetriebenes Elektroauto!). Sie *brauchen nicht unbedingt* zu leben, aber wenn Sie leben *wollen*, dann *müssen* Sie einige Dinge tun, wie etwa essen und atmen. Höchstwahrscheinlich werden Sie irgendwann sterben, egal was Sie tun. Bedingte *Soll- und Muss-Vorstellungen* sind also oft sinnvoll und realistisch, nicht aber absolutistische *Soll- und Muss-Vorstellungen*, wie: „Koste es, was es wolle, ich *muss unbedingt* ein tolles Auto haben.“ „Ich *muss* unter allen Umständen und jederzeit erfolgreich sein!“ „Ich *muss* für immer jung bleiben!“ „Die Dinge *müssen* so laufen, wie ich es mir wünsche!“ Diese Dogmen führen häufig zu ernsthaften Problemen!

Frances wollte – und forderte – mehr Freiheit von Frank, als sie momentan hatte. Frank wiederum wollte – und forderte – eine gehorsame Frau, die er seiner Meinung nach nicht hatte.

Beide wollten – und forderten – mehr „Respekt“ vom anderen, als sie jetzt bekamen.

Frances wollte die freie Wahl, bei ihrem Ehemann zu bleiben oder ihn zu verlassen, hatte aber Angst davor, sich selbst diese Wahl zu lassen. Mit ihren Überzeugungen war sie weder glücklich, wenn sie blieb, *noch,* wenn sie ihn verließ. Wenn sie ihn verließ, dachte sie, könnte sie nicht überleben. Wenn sie blieb, dachte sie, wäre sie für immer unglücklich. Sie hatte das Gefühl, festzusitzen, so als ob sie keine andere Wahl hätte. Sie war sich ihres „Festsitzens“ wohl bewusst, aber es war ihr nicht klar, dass sie für dieses Gefühl verantwortlich war, indem sie sich selbst in Angst darüber versetzte, allein zu leben.

Frank forderte, sowohl bewusst wie auch unbewusst, eine Garantie dafür, die es natürlich nicht gab, dass Frances ihn nie verlassen würde. Er „brauchte“ auch – und hatte sie wiederum nicht – eine Garantie dafür, emotional unterstützt zu werden. Er forderte einerseits, sich nicht ändern oder seine Ehe aufgeben *zu sollen* oder *zu müssen,* und beharrte andererseits darauf, dass Frances ihn nicht verlassen *dürfte.*

Stellen wir einmal die irrationalen *Soll- und Muss-Vorstellungen* dieses Paares in Frage. *Muss* das Leben sich danach richten, was Frank und Frances fordern? *Muss* die „Realität“ so sein, wie sie es verlangen? Nein. Dafür gibt es keinen Grund! Die Naturgesetze sind unparteiisch, ganz gleich, was wir *wollen* oder was dieses Ehepaar *fordert.* „Die Zeit und das Schicksal ereilen sie alle“ (*Der Prediger Salomo 9:11*).

Die Gravität kümmert sich nicht um unsere Wünsche. Wir akzeptieren ihre Gesetze besser, als dagegen anzukämpfen. Wir haben gelernt, mit der Gravität umzugehen, wenn wir gehen, mit dem Flugzeug fliegen oder in das Weltall reisen und – wie Isaac Newton anhand der Beule auf seinem Kopf feststellte – wenn wir im Spätsommer unter einem Obstbaum sitzen. Bis zum zwanzigsten Jahrhundert schien die Gravität das Fliegen zu verhindern, doch durch Experimentieren und Ausprobieren haben wir unglaubliche Fortschritte erzielt!

In ähnlicher Weise können wir durch Experimentieren und Ausprobieren lernen, mit der „menschlichen Natur“ umzugehen und zuvor „unlösbare“ Kommunikationsprobleme zu lösen. Wir können unsere Beziehungen verbessern, indem wir *mit* dem menschlichen Verhalten arbeiten – unsere Forderungen aufgeben und an unseren Vorlieben festhalten. Wir können dann versuchsweise unsere Erfahrungen ändern und besser miteinander kommunizieren.

Wie in seinem Brief in Kapitel 2 dargestellt, fiel es Frank schwer, zwischen der „Realität“ und seiner Forderung danach, dass alle Dinge seinen Wünschen entsprechen, zu unterscheiden. Viele Menschen haben dieses Problem. Als er schließlich den Unterschied erkannte, wandte er ihn auch auf andere wichtige Situationen an. Er ist Professor, und seine Studenten fürchteten ihn einst. Jetzt, da er mit Hilfe der REVT seinen Anspruch aufgegeben hat, dass sie sich unbedingt auf eine bestimmte Weise verhalten müssen, hat er Freude an seinen Studenten und lädt sie ein, ihn in seinem Büro zu besuchen. Statt ihn zu meiden, suchen sie jetzt seine Gesellschaft; aus ihm ist ein beliebter Lehrer geworden!

Ein anderes Beispiel ist Franks Arbeitsbereich. Wenn er in seinen Keller ging und all seine unerledigten Projekte sah, fühlte er sich deprimiert. Er fühlte sich überfordert, weil es ihm zu viel war und er nie alles erledigen können würde. Wenn er jetzt in den Keller geht, denkt er: „Welches Glück ich doch habe. Ich habe immer etwas Interessantes zu tun.“

Was bewirkte diesen Wandel? Wie Frank es ausdrückte: „Bei Richtlinie 1 geht es um weit mehr als nur darum, den anderen zu akzeptieren, ‚wie er ist‘. Es geht in Wirklichkeit darum, Menschen, Dinge und *Situationen* zu akzeptieren, ‚wie sie sind‘. Als ich all jene unerledigten Projekte akzeptierte, erkannte ich, dass ich mich vielleicht gelangweilt hätte, wenn ich sie alle erledigt hätte. Ich hätte nichts, worauf ich mich freuen kann. Jetzt habe ich immer etwas zu tun, das mir Freude bereitet.“

Frank dehnte die Anwendung von Richtlinie 1 auf seine Meinungsverschiedenheiten mit anderen aus. Früher war er verärgert über Meinungsverschiedenheiten und Auseinandersetzungen, denn er fand sie „idiotisch", wo er doch so „offensichtlich" Recht hatte. Jetzt sind sie eine Gelegenheit für ihn, zu lernen und zu wachsen, eine Herausforderung, die es zu erforschen und zu lösen gilt. „Ich liebe Herausforderungen", bestätigt er.

Gute Kommunikation beginnt mit Akzeptanz

Wir kommunizieren besser, wenn wir das „Wesen" des Universums, das keine „absoluten" *Soll- und Muss-Vorstellungen* kennt, anerkennen – und akzeptieren. Das Universum unterscheidet nicht zwischen der Art und Weise, wie etwas „ist" und wie es sein *sollte* oder *müsste.* Wenn etwas auf bestimmte Weise sein *soll*, dann ist es *automatisch* so, wie es sein *soll.* Das Universum richtet sich nicht nach menschlichen Wünschen und bewertet diese auch nicht. Wir Menschen beurteilen und bewerten häufig das, was in der Welt passiert, und oft übersehen wir die Diskrepanz zwischen der Art und Weise, wie die Dinge *sind,* und der Art und Weise, wie sie unserer Meinung nach sein *sollten* oder *müssten*. Wir *möchten*, dass alles *besser* ist, und häufig *verlangen* wir auch, dass sich Menschen und Ereignisse nach unseren Vorlieben richten.

In der REVT gibt es eine spezielle Bezeichnung für Begriffe und Redewendungen, die „absolutistische" Forderungen ausdrücken oder implizieren: „*Mussturbation*". Wenn die Dinge so laufen, wie wir es uns wünschen, verwenden wir normalerweise keine mussturbatorischen Ausdrücke, wie *sollte* und *müsste.* Meistens verwenden wir absolutistische Begriffe, wenn ein deutlicher Unterschied zwischen (1) dem, was passiert (WIGO), und (2) dem, was wir wollen, besteht.

WIGO ist eine andere Möglichkeit, über die „Realität" zu sprechen. „Realität" ist ein anderer Ausdruck für „Wahrheit". Wenn wir über die „Realität" sprechen, wessen Ansicht über „Realität" oder „Wahrheit" vertreten wir dann? Ihre Ansicht oder meine Ansicht? Wenn wir unterschiedliche Ansichten haben, ist Ihre Ansicht über die „Realität" subjektiv und deshalb „falsch" und meine Ansicht über die „Realität" objektiv und daher „richtig"? Unsere Differenzen schaffen sowohl ein philosophisches als auch ein praktisches Problem. Im Mittelpunkt beinahe all unserer Auseinandersetzungen, Streits, Konflikte oder Machtkämpfe scheint ein Meinungsunterschied oder eine Unstimmigkeit darüber, „was Realität ist", zu stehen.

„Du bist egoistisch!"

„Nein, bin ich nicht."

„Doch, das bist du!"

„Nein, bin ich nicht!"

„Und ob du das bist!"

„Nein, nicht ich *bin egoistisch, sondern* du*!"*

Wer hat Recht? Wer sagt die Wahrheit? Was ist in diesem Streit die „Realität"? Was passiert hier?

Die Rational-Emotive Verhaltenstherapie (REVT) behauptet, dass jeder von uns die „Realität" oder „Wahrheit" entsprechend seinen eigenen Überzeugungen erlebt, das heißt gemäß seiner eigenen *Vorstellung* von „Realität" und „Wahrheit". Ihre „Realität" oder „Wahrheit" ist nicht identisch mit meinem geistigen Modell von „Realität" und „Wahrheit". Unsere Ansichten sind sich vielleicht ein wenig ähnlich, doch die Art und Weise, wie wir die „Realität" oder „Wahrheit" auslegen oder verstehen, ist nicht identisch. Es ist nur verständlich und „normal", dass dabei Unterschiede entstehen.

Wie uns Soll- und Muss-Vorstellungen verrückt machen

Genau genommen lassen wir uns von unseren absolutistischen Soll- und Muss-Vorstellungen verrückt machen. Warum? Weil sie dieselbe „Realität" gleichzeitig bestätigen und widerlegen. Jemand anderem Vorwürfe zu machen ist ein Beispiel dafür. Frances forderte, dass Frank sie nicht herabsetzen sollte. Sie beschwerte sich und machte ihm Vorwürfe; ihrer Meinung nach war es eine „Tatsache“, dass er sie herabsetzte. Ihre Beschwerde: „Er sollte mich mehr respektieren!“ bestätigt die Tatsache, dass er sie herabsetzte. Doch ihre emotionale „Realität“ – was sie empfand – war, dass er nicht tun darf, was er in Wirklichkeit tat. Frances beteuerte, dass sie es nicht mehr ertragen konnte, doch sie ertrug es weiterhin, was ihrer Aussage widersprach. Vielleicht wollte sie sagen, dass sie es nicht mehr ertragen konnte und bereit war, diese Ehe aufzugeben. „Realität“ war ihre Verärgerung. Wenn sie verärgert war, bestritt Frances' Muss-Vorstellung („Er muss mich respektieren!“) ihre „Realität“ – dass Frank sie verärgerte!

Dieser Widerspruch, etwas zu ertragen, das nicht bestehen dürfte, aber sehr wohl besteht, ist verwirrend, weil wir ihn üblicherweise nicht wahrhaben wollen. Häufig betrachten wir unsere Soll-Vorstellungen so, als ob sie absolut real wären. Wir sind überzeugt davon, dass ganz offensichtlich das, was passiert (WIGO), nicht existieren sollte, sondern das, was passieren sollte (WSGO), existieren sollte. Den Konflikt zwischen WIGO, was passiert, und WSGO, was passieren sollte, untersuchen wir nicht näher. WSGO ist „offenbar“ nicht WIGO. Die Soll-Vorstellung, die wir als „selbstverständlich“ betrachten, ist daher reine Fiktion und existiert in Wirklichkeit gar nicht! Unsere Präferenzen (und Frances' Präferenzen) existieren als Präferenzen, doch die „Realität“ steht im Widerspruch zu unseren absolutistischen Soll-Vorstellungen (ebenso zu jenen von Frances).

Ihre Soll-Vorstellungen leugnen daher gleichzeitig die Realität, die sie fordern und bestätigen. Ebenso verhält es sich mit Franks Soll-Vorstellungen!

Haben Mr. und Mrs. Jones einander auf unvergleichliche Art akzeptiert, als sie eine echte, ungelöste Meinungsverschiedenheit hatten? Wir sind überzeugt davon. Sie erreichten eines der Hauptziele dieses Buchs – Ihnen zu zeigen, wie Sie voll und ganz (ohne dem anderen Vorwürfe zu machen) die abweichende Meinung eines anderen akzeptieren und die meisten Meinungsverschiedenheiten sogar genießen können.

Ich bin nicht im Unrecht, sondern du!“

Wir bringen zahlreichen Klienten (ganz zu schweigen von Freunden und Verwandten) bei, wie sie die REVT anwenden, um ihre Probleme zu mindern, und stellen dabei fest, dass die Menschen als Erstes fordern, dass ihre Wahrnehmung oder Auslegung der „Realität“ *nicht* falsch oder widersprüchlich sein *darf*. Deshalb beschließen sie vielleicht, dass es „richtig“ ist, ehrlich zu anderen zu sein, und erlauben sich selbst nicht die geringste „Notlüge“. Sie sagen einem Kind, dass sie nur eine kurze Reise machen, um es nicht mit der Wahrheit, dass sie lange Zeit weg sein werden, zu beunruhigen. Später machen sie sich selbst gnadenlos Vorwürfe, weil sie dem Kind unbedingt die ganze Wahrheit hätten sagen *sollen*. Sie bestehen darauf, dass sie immer und jederzeit „ehrlich“ und „anständig“ sein müssen, auch wenn sie es manchmal nicht sind.

Ein bekanntes Dilemma bei Ehepartnern ist zu denken: „Weil mein Partner mit mir verheiratet ist und mich vermutlich liebt und versteht, *sollte* er *unbedingt* einsehen, dass ich Recht habe und mir zustimmen!“ Weit gefehlt! Ihr Partner mag sie wahrhaft lieben und ehren, aber da er einem anderen Geschlecht angehört, anders erzogen wurde und einige angeborene Eigenheiten hat, wird er die Dinge auf seine Weise sehen.

Zack, einer von Als Klienten, war ein richtiger Feminist, der glaubte, dass Männer auf keinen Fall besser seien als Frauen und dass Frauen die gleichen Rechte haben sollten.

> Trotzdem glaubte er, dass seine Frau Dora ihm bei wichtigen Angelegenheiten beipflichten müsse. Er liebte sie und meinte, sie sollte auf diese Weise ihrerseits ihre Liebe „beweisen“. Ich zeigte ihm, dass er sie in Wahrheit durch seine Ansicht diskriminierte, denn wenn sie wirklich gleichberechtigt wären, dann würde er ihr bei wichtigen Angelegenheiten zustimmen, was er offensichtlich nicht tat.
>
> Zack erkannte, dass es zwar *begrüßenswert* war, dass Dora ihm bei wichtigen Dingen zustimmte – aber nicht

unbedingt notwendig. Egal wie „Recht" er hatte, Dora musste nicht einsehen, dass er „im Recht war". Als sie ihre Meinungsverschiedenheiten akzeptierten, auch wenn sie meinten, dass der andere „im Unrecht" sei, bemerkten sie bald, wie sich ihre Beziehung besserte. [AE]

Kommunikation

Was ist Kommunikation? Einfach ausgedrückt ist es das Senden und Empfangen von Informationen oder Botschaften. Konkret versuchen Sie beim Kommunizieren als Erstes andere Menschen durch ein Gespräch oder eine Unterhaltung zu beeinflussen. Zweitens versuchen Sie, sie dazu zu bringen, Ihnen zuzuhören, Ihnen zu antworten, Ihnen zuzustimmen und mehr oder weniger das zu tun, was Sie von ihnen erwarten.

Welche Absicht verfolgen Sie beim Kommunizieren? Seien wir doch ehrlich: hauptsächlich, andere dazu zu bewegen, Ihnen mehr von dem zu geben, was Sie wollen, und weniger von dem, was Sie nicht wollen. Aber seien wir auch praktisch und unterscheiden wir einmal klar dazwischen, andere dazu zu *bewegen*, die Dinge auf Ihre Weise zu sehen, und zu *verlangen*, dass sie *unbedingt* das tun *müssen*, was Sie wollen. Sie mögen viele Bedürfnisse haben: Aufmerksamkeit, Anerkennung, Liebe, Sex, Geld, Freundschaft, Gesellschaft, Nähe und vieles mehr. Vielleicht wünschen Sie sich sogar, besser kommunizieren zu können!

Die Rational-Emotive Verhaltenstherapie hilft Ihnen, besser zu kommunizieren, indem sie Ihnen zeigt, wie Sie an Ihren Wünschen und Vorlieben festhalten, ohne sie zu Muss- und Zwangsvorstellungen zu erheben. Wenn Sie fordern, machen Sie Gebrauch von der „Mussturbation", indem Sie: (1) darauf bestehen, dass Menschen und Dinge sich auf die Weise verhalten *müssen*, wie Sie es *wollen*, und (2) verärgert sind, wenn Ihre Ansprüche nicht vollständig erfüllt werden! Sie drücken Ihre Forderungen vielleicht offen und direkt aus: „Du *musst* mir das geben! Du *darfst* es mir *nicht* vorenthalten!“ Oder Sie drücken sie vielleicht subtil und indirekt aus, indem Sie anderen zeigen, dass Sie verletzt, wütend oder deprimiert sind, wenn sie Ihre *Muss- und Soll-Vorstellungen* nicht erfüllen.

Sie fühlen sich emotional befreit und können besser kommunizieren, wenn Sie ehrlich zugeben, dass Sie versuchen, andere dazu zu *zwingen*, die Dinge auf Ihre Weise zu sehen und zu tun. Sie fühlen sich noch freier, wenn Sie Ihre Forderungen *aufgeben* und damit aufhören, andere zwingen zu wollen, das zu tun, was Sie erwarten. Dann kommunizieren Sie *wirklich*.

Frances und Frank kommunizieren nicht perfekt, aber jetzt genießen sie ihre Meinungsunterschiede, die sie häufig schnell und einfach beseitigen. Nicht immer, aber immer öfter gelingt es Frank, Menschen, Dinge und Situationen zu akzeptieren, „wie sie sind“.

Praktische Probleme und emotionale Probleme

Wie Frank und Frances, Thelma und Sol, Zack und Dora und die meisten Menschen neigen Sie zu zwei grundlegenden Problemen: praktischen Problemen und emotionalen Problemen. Ihr praktisches Problem besteht darin, das zu bekommen, was Sie wollen. Ihr emotionales Problem ist, wie Sie sich weigern, sich zu ärgern, wenn Sie nicht bekommen, was Sie wollen. Diese Unterscheidung zwischen Ihren praktischen und Ihren emotionalen Problemen wird bei der Anwendung der REVT in Ihrem Leben sehr hilfreich sein.

Ihr emotionales Problem – die *Forderung*, dass Sie gut kommunizieren müssen – wird Sie daran hindern, Ihr praktisches Problem zu lösen – *wie* Sie gut mit anderen kommunizieren können. Darüber hinaus verhindert eine solche Forderung auch, dass Sie andere praktische Probleme lösen. Ihre „Musstürbation“ fügt dem Problem, das Sie bereits haben, ein weiteres Problem hinzu – Sie bekommen zwei Probleme zum Preis von einem!

Wenn Sie sich selbst *aus der Fassung* bringen, weil Sie nicht die Art von Kommunikation zustande bringen, die Sie sich wünschen, schaffen Sie ein emotionales Problem in Bezug auf Kommunikation. Und was resultiert daraus? Ihr zwingender Wunsch, dass Sie „akzeptabel" kommunizieren *müssen*!

Wenn Sie imstande sind, solche absolutistischen Forderungen aufzugeben und sich, Ihren Partner und Ihre Lebensumstände mit allen Stärken und Schwächen zu akzeptieren, schaffen Sie eine solide Basis für die gute Kommunikation, die Sie sich wünschen. Muss-Vorstellungen über Kommunikation führen höchstwahrscheinlich dazu, dass Sie weiterhin schlecht kommunizieren!

Wir glauben, dass sich Ihre Kommunikation und Ihre Beziehungen um einiges verbessern werden, wenn Sie lernen, die *Sieben Richtlinien für wunderbare Beziehungen* anzuwenden. Im nächsten Kapitel werden Sie alle Sieben Richtlinien kennen lernen.

4

Sieben Richtlinien für wunderbare Beziehungen

und bessere Kommunikation

Als Ted ihr erzählte, wie Frank die Sieben Richtlinien in seiner Ehe angewandt hatte, war Michelle so beeindruckt, dass sie beschloss zu lernen, sie in ihrer Beziehung mit Hunter einzusetzen.

Hier ist ein Beispiel für die Schwierigkeiten mit ihm, die sie in den Griff bekommen wollte. Michelle und Hunter waren auf dem Weg zu einem Baseballspiel, um ihren Sohn anzufeuern. Hunter wollte, dass Michelle ihm versprach, sich während des Spiels nicht von ihm zu trennen oder durch Gespräche mit ihren Freunden ablenken zu lassen. Im Gegenzug wollte Hunter dasselbe für sie tun. Hätten sich beide an die Vereinbarung gehalten, so wie der andere sie auffasste, könnten wir Ihnen diese Seifenoper jetzt nicht erzählen.

Der Sturm im Wasserglas wäre auch zu vermeiden gewesen, hätte einer von beiden die Prinzipien der Rational-Emotiven

Verhaltenstherapie angewandt. Hätten sie *beide* die REVT-Methode eingesetzt, hätten sie ihre Meinungsverschiedenheit wahrscheinlich sofort angesprochen und gelöst. Doch dann könnten wir Ihnen nicht das folgende wunderbare Beispiel für ihre Schwierigkeiten präsentieren.

Auf dem Weg zum Spielfeld sah Hunter einen Imbissstand und verließ Michelle, um einen Hotdog zu kaufen. In der Zwischenzeit fand sie einen Platz auf der Wiese, und während sie auf ihn wartete, gesellte sich eine Freundin zu ihr. Die Freundin hatte einen Hexenschuss, und Michelle bot ihr an, sie zu massieren, bis Hunter zurückkam.

Michelle massierte ihrer Freundin noch eine Weile den Nacken, nachdem Hunter sich zu ihnen auf den Boden gesetzt hatte. Er war wütend und verärgert darüber, dass Michelle „ihr Versprechen nicht einhielt". Er fühlte sich betrogen und stellte ihr ein Ultimatum: wenn sie sich bis zum Ende des Monats „nicht gebessert hätte", würde er sie verlassen. Für Hunter gab es nichts zu besprechen. Seiner Ansicht nach gab es für Michelles Verhalten keinerlei „Rechtfertigung". Die Kluft zwischen ihrem „Versprechen" und ihrem „Verrat" war nach Hunters Meinung so groß, dass sie eventuell sogar Grund genug war, um die Beziehung zu beenden.

Die Art und Weise, wie Hunter Michelles Verhalten wahrnahm, zeigt, dass er zu diesem Zeitpunkt Scheuklappen trug. Seiner Ansicht nach war er *völlig* im Recht, und Michelle war *völlig* im Unrecht. Er war das „Opfer", weil Michelle ihr Versprechen nicht gehalten hatte. Es gab nur eine Sichtweise der Situation – seine. Er kümmerte sich nicht um ihren Standpunkt, denn „offensichtlich" hatte sie keinen gerechtfertigten Standpunkt, den es zu berücksichtigen galt. Michelle erkannte, dass sie kein „Recht" auf einen eigenen Standpunkt hatte, wenn dieser von Hunters Standpunkt abwich. Dieses Durcheinander bescherte ihnen eine Menge emotionalen Schmerz.

Die Sieben Richtlinien für wunderbare Beziehungen und bessere Kommunikation

1. *Akzeptieren Sie Ihren Partner, „wie er ist“.* Machen Sie ihm keine Vorwürfe. Entscheiden Sie sich dafür, Spaß in Ihrer Beziehung zu haben, und nicht, Ihren Partner zu erziehen, zu verbessern oder zu belehren. Übernehmen Sie die Verantwortung für Ihre eigenen Gefühle. Erlauben Sie sich selbst, Ihren Partner zu beeinflussen, aber fordern Sie nicht, dass er sich ändern muss. Gestatten Sie ihm ebenfalls, Sie zu beeinflussen, Sie zu überzeugen und zu informieren.
2. *Zeigen Sie Ihrem Partner häufig, dass Sie ihn schätzen.* Vermeiden Sie ständige Kritik. Danken Sie Ihrem Partner oft für kleine Dinge. Suchen, entdecken oder kreieren Sie Dinge, die Sie an Ihrem Partner wirklich schätzen. Sagen Sie sie ihm. Ehrlichkeit ist sehr wichtig. Meiden Sie den hauptsächlichen „Beziehungskiller“ – häufige Kritik an Ihrem Partner.
3. *Beweisen Sie bei Ihrer Kommunikation Integrität.* Seien Sie ehrlich, was Überzeugungen und Aussagen betrifft, die Ihren eigenen Ansichten darüber, was passiert, widersprechen. Wenn Ihr Partner Recht hat, geben Sie es zu. Seien Sie beide ehrlich und taktvoll. Lassen Sie unterschiedliche Meinungen zu. Vereinbaren Sie, einander nicht für Ihre Ehrlichkeit zu bestrafen, wie Sie das jetzt vielleicht tun. Vereinbaren Sie, ehrlich zu sein und dem anderen seine Ehrlichkeit „zu erlauben“.
4. *Besprechen und erforschen Sie Meinungsunterschiede mit Ihrem Partner.* Gehen Sie Unstimmigkeiten mit Ihrem Partner auf den Grund, um eine Lösung zu finden, bei der Aspekte Ihrer beider Standpunkte akzeptiert werden. Oder um einander zuzustimmen oder einander zu widersprechen. Seien Sie zu Kompromissen bereit, ohne vorzugeben, dass Sie zustimmen, wenn Sie in Wahrheit gar nicht zustimmen.

5. *Unterstützen Sie die Ziele Ihres Partners.* Geben Sie Ihre eigene Integrität und Ihre eigenen wichtigen Wünsche und Ansichten nicht auf, aber tun Sie alles, was ehrlich möglich ist, um Ihren Partner zu unterstützen, selbst wenn Sie eindeutig nicht seiner Meinung sind.
6. *Gewähren Sie Ihrem Partner das Recht, Fehler zu machen.* Respektieren Sie, dass Sie *beide* das Recht haben, fehlbar zu sein – das unveräußerliche Recht, Fehler zu machen und aus Ihren Erfahrungen und Fehlern zu lernen. Gestehen Sie nicht nur sich *selbst* das Recht zu, ein Mensch zu sein, der eben fehleranfällig ist!
7. *Wandeln Sie Ihre Wünsche in Ziele um,* die Sie später vielleicht erreichen. (Diese Richtlinie hilft Ihnen dabei, die anderen sechs Richtlinien anzuwenden.) Wenn Sie nicht bekommen, was Sie wollen oder sich wünschen, denken Sie daran, dass Sie es *nicht unbedingt haben müssen,* weder jetzt noch irgendwann!

TIPP: Betrachten Sie die Anwendung der Sieben Richtlinien als einseitige Verpflichtung, unabhängig davon, was Ihr Partner macht oder nicht macht. Jedes Mal, wenn Sie keinen Erfolg damit haben, suchen Sie nach einem Fehler, den Sie eventuell gemacht haben. Vielleicht müssen Sie auch etwas Wichtiges darüber lernen, wie Sie reden oder zuhören.

Drei Rollen in einer Beziehung

Es gibt drei mögliche Rollen in einer Beziehung: höher gestellt, tiefer gestellt oder gleichrangig. Das Ziel unserer *Richtlinien* ist es, von einer Partnerschaft, in der „einer höher gestellt und einer tiefer gestellt ist", zu einer „gleichrangigen" oder „gleichberechtigten" Partnerschaft zu gelangen. In seiner Beziehung mit Frances war Frank dominant – oder höher gestellt –, während Michelle gegenüber Hunter eine tiefer gestellte Position einnahm und seine höher gestellte Position dadurch ungewollt unterstützte. Durch die Anwendung der *Sieben*

Richtlinien wurde Michelles tiefer gestellte Position nach und nach neu definiert. Als sie begann, Hunter zu akzeptieren, „wie er ist“, konnte sie ihre Position, die sie als tiefer gestellt empfand, anpassen und eine eher „gleichberechtigte“ Position gegenüber Hunter einnehmen. Sie erkannte auch, dass sie verschiedene Möglichkeiten hatte, auf sein Verhalten zu reagieren. Diese Erkenntnis gab ihr das Gefühl, *nicht* tiefer gestellt zu sein, und sie glaubte auch nicht mehr, unbedingt seinen Wünschen entsprechen zu müssen.

Ist Ihnen klar, wie Sie diese Richtlinien anwenden würden, wenn Sie in Michelles Situation wären? Michelle war es nicht klar, deshalb rief sie Ted an und bat ihn um Hilfe.

Die Ideen, die hinter den Sieben Richtlinien stecken, gibt es schon lange. Die Sieben Richtlinien, die überwiegend (aber nicht ausschließlich) auf der REVT beruhen, wurden 1986 von Ted und Yolanta systematisch zusammengefasst und dienten als Grundlage für ihre Ehe. Basierend auf der Version, die Frank verwendete, präsentieren wir in diesem Kapitel die vollständige Version der *Sieben Richtlinien*, die Michelle beschloss anzuwenden.

Michelles Brief an Ted

Michelle schrieb Folgendes über ihre Erfahrungen mit den Richtlinien an Ted:

> Was meine persönlichen Erfahrungen mit den Sieben Richtlinien betrifft, könnte ich mein Leben in „VR“ und „NR“ einteilen – „Vor den Richtlinien“ und „Nach den Richtlinien“. Hunter und ich heirateten, nachdem ich begann, die Sieben Richtlinien anzuwenden.
> Bevor ich mit der REVT zu tun hatte, auf der die Richtlinien basieren, könnte man sagen, ich war ein „Opfer“ – alles war, wie es war, infolge der „Dinge, die passierten“. Ich war einfach nur das Opfer all der Dinge, die mir in meinem Leben widerfuhren. Mir war nicht

klar, dass ich eine *Wahl* oder in einer Angelegenheit etwas zu sagen hatte.
Ich beendete meine erste Ehe wegen der Dinge, die mein Mann *tat* oder *nicht tat* und die mich sehr verletzten und unglücklich machten. Ich dachte, Hunter, meinen zweiten Ehemann, zu finden wäre die Antwort auf meine Probleme, denn er schien mich so gut zu verstehen und war bereit, mir wirklich zuzuhören und „auf mich einzugehen“. Stellen Sie sich vor, wie überrascht ich war, als ich dann mit Hunter einige derselben Probleme hatte wie mit Jerry! Könnte das „Problem“ bei mir liegen? Als ich das erkannte, konnte ich mit Ihnen, Ted, sprechen und damit beginnen, mit den Sieben Richtlinien zu arbeiten.
Mir ist nicht ganz klar, ob es die Richtlinien oder die Gespräche mit Ihnen waren, die mir am meisten geholfen haben. Wahrscheinlich war es die Kombination aus beidem. Mit Ihnen, Hunter und den Sieben Richtlinien zu tun zu haben war auf jeden Fall so, als ob man eine neue Sprache lernt. Ich hatte schon zu anderen Zeiten meines Lebens einen Eindruck von dieser „Sprache“ bekommen, durch das, was ich als die „spirituellen Lehren“ von Menschen wie Jesus, Buddha und Ram Dass bezeichne, aber es war nur ein flüchtiger Eindruck gewesen, der mir ein angenehmes Gefühl vermittelte, während ich diese Worte las, der aber verschwand, sobald ich in eine schwierige Situation geriet. Als ich mit Ihnen und Hunter und schließlich mit den Sieben Richtlinien zu arbeiten begann, erkannte ich, dass ich selbst etwas zu den Problemen in meinem Leben beitrug, und entdeckte somit eine Methode, in die ich mich vertiefen konnte, um die Ergebnisse zu erzielen, die ich mir wünschte.
Mit großem Interesse – und ohne jegliche Bestürzung – bemerkte ich, wenn ich Sie mitten in einem Riesenkrach mit Hunter anrief, dass Sie mir nicht darin zustimmten – wie ich es von Ihnen erwartet hätte –, dass Hunter abscheulich war. Vielmehr verstanden Sie zwar meine Verzweiflung, aber ohne Hunter die Schuld zu geben,

beinahe so, als ob Hunter nur eine Nebenrolle in dieser Inszenierung spielte. Es ging fast immer nur um mich, darum, was ich dachte oder mir sagte und was mich verärgerte oder traurig machte.

Ich finde, dass Richtlinie 1, den Partner zu akzeptieren, „wie er ist", die hilfreichste Richtlinie ist, wenn ich mich selbst aus der Fassung bringe. Hunter zu akzeptieren, „wie er ist", hat es mir ermöglicht, die Beziehung lange genug aufrechtzuerhalten, um zu erkennen, was ich dazu beitrage, dass wir nicht klarkommen. Jetzt betrachte ich „seine Probleme" als „unsere Probleme", und deshalb haben unsere Streits nachgelassen und sind weniger zermürbend. Ich muss ihn nicht ändern. Stattdessen frage ich mich, warum wir nicht das Glück und die Freude erleben, die, wie ich weiß, in unserer Beziehung möglich sind.

Richtlinie 4, Differenzen zur Sprache zu bringen, um eine für beide positive Lösung zu finden, fällt mir ebenso schwer wie Hunter. Momentan erkennen wir, dass wir Forderungen stellen, wenn wir uns uneinig sind, aber das zu erkennen ist schon hilfreich. Es ist uns jedoch noch nicht gelungen, offen über unsere Differenzen zu sprechen und eine Position einzunehmen, mit der wir beide zufrieden sind, ohne uns zu ärgern oder aufzuregen.

Unlängst, bei unserem letzten Streit, dachte ich, ich hätte einen Durchbruch erzielt, was Richtlinie 4 anbelangt (Differenzen zur Sprache zu bringen, um eine für beide positive Lösung zu finden), und begann, meine Eindrücke aufzuschreiben. Doch als ich das Ende meiner Geschichte erreichte, erkannte ich plötzlich, dass Hunters Position in gewisser Weise gerechtfertigt war. Ich hatte eisern, mit viel Unterstützung von außen an meiner Position festgehalten, und das hatte mich davon abgehalten, einfühlsam Hunters Position zu verstehen, und verhinderte, dass wir schließlich unsere Differenzen beseitigt hätten. Der Wind wurde mir sozusagen aus den Segeln genommen, als ich meine Geschichte aufschrieb,

und ich konnte sie nicht beenden. Ich erkannte, dass ich Recht haben wollte. Nach und nach konnten wir diesen Streit beilegen.
Für mich sind die Sieben Richtlinien ein brillantes Hilfsmittel, was Beziehungen betrifft. Jede Richtlinie stellt einen konkreten Schritt dar, den man in den meisten Beziehungen unmittelbar anwenden kann. Aber Richtlinie 7 „Machen Sie aus Ihren Wünschen zukünftige Ziele", ist meiner Meinung nach das „Tüpfelchen auf dem i". Sie macht die anderen erst durchführbar, denn sie lässt menschliche Fehler zu, die ich zwangsläufig mache – und die ich mein Leben lang gemacht habe. Es ist noch immer eine große Herausforderung für mich, aus jenen Situationen, die nicht so sind, wie ich sie mir wünsche, ein Ziel zu machen. Doch mit dieser Strategie scheint das Leben mehr Spaß zu machen und weniger nervenaufreibend zu sein – etwas, das ich häufiger erleben möchte. Ich betrachte Hindernisse noch immer als negativen Faktor und nicht als Ansporn, ein Ziel zu erreichen. Ich werde mich fühlen, als habe ich die „Abschlussprüfung bestanden", wenn ich ein Hindernis in meinem Leben als Anreiz für ein neues Ziel empfinden kann. Ich will Richtlinie 7 voller Freude anwenden, so wie ich die anderen sechs Richtlinien anwende.
Den Entwurf dieses Buchs zu lesen hat mir in dieser turbulenten Zeit meines Lebens viel Mut gemacht. Es ist das Gefühl, dass ich eine *Wahl* habe, das mir durch Ihre Worte so bewusst wird. Ich finde das sehr beruhigend. [Michelle]

Laut Michelles Aussage fällt es ihr viel leichter zu akzeptieren, dass sie das Recht hat, sie selbst zu sein und sich selbst nicht mehr herabzusetzen. Sie hat allerdings noch immer Schwierigkeiten dabei, Meinungsverschiedenheiten erfolgreich mit Hunter zu besprechen. Wir werden später noch einmal darauf eingehen, dass viele Menschen Probleme damit haben, ihre Meinungsverschiedenheiten offen zu besprechen.

Erinnern Sie sich an die alte Geschichte von der Prinzessin und dem Frosch? Als die Prinzessin den Frosch küsste, brach sie den „Zauberbann", der ihn zum Dasein als Frosch verurteilt hatte. Als er davon befreit wurde, offenbarte er sich ihr als Märchenprinz.

Die meisten von uns scheinen in einer Rolle „gefangen" zu sein, statt wirklich wir „selbst" zu sein. Bildlich gesprochen sind wir Frösche – oder Dornröschen –, die auf jene magische Person warten, die uns befreit.

Unsere Sieben Richtlinien sind nicht so einfach anzuwenden wie ein Kuss, aber sie funktionieren – *wenn Sie sie zum Funktionieren bringen*! Sie helfen Ihnen dabei, ein reiferer Mensch zu werden und Ihre Ansicht über Ihren Partner und sich selbst zu ändern, so dass Sie *beinahe* zum Prinzen oder zur Prinzessin werden. Bevor Sie die Sieben Richtlinien ausprobiert haben, fällt es Ihnen vielleicht schwer zu glauben, dass sie tatsächlich funktionieren können.

Kehren wir noch einmal zu Frank zurück, der wütend auf Frances war, weil „sie zu viel Zeit mit Telefonieren verschwendet".

Später schrieb er:

Was die Vorstellung vom Frosch und der Prinzessin betrifft, hat sich mein Leben drastisch verbessert, aber es hat eine Weile gedauert. Ich würde das darauf zurückführen, dass ich mit Ihnen, Ted, über die Sieben Richtlinien gesprochen und sie an mir selbst ausprobiert habe. Natürlich konnte ich sie nicht perfekt anwenden, aber ich habe nicht aufgegeben. Zunächst erzielte ich kleine Erfolge in meiner Beziehung mit Frances. Dann begann ich mich auch auf andere Weise zu ändern. Anders über Frances zu denken veränderte die Art und Weise, wie ich mich selbst und die Welt um mich herum empfand. Frances reagierte positiv, was zu meiner Aufwärtsspirale beitrug! Manchmal wünsche ich mir, ich könnte diese REVT-Methode anderen erklären. Oft haben sie keine Zeit, miteinander zu sprechen, aber wenn sie zuhörten, würde das vielleicht schon helfen! [Frank]

Als er diesen Brief schrieb, hatte sich Frank bis zur Richtlinie 4 vorgearbeitet. Wie Sie sich erinnern, war Frances in ihrer Ehe unglücklich. Die meisten ihrer Freunde rieten ihr dringend, sich von Frank scheiden zu lassen, denn ihrer Ansicht nach würde sich Frank *niemals* ändern. Frances stimmte zu, dass er sich nie ändern würde und dass sie ihn verließe, sobald sie dazu „bereit" wäre. Seit Frank mit den Sieben Richtlinien arbeitet, findet sie zwar immer noch, dass es Probleme in ihrer Ehe gibt, aber sie denkt nicht mehr an Scheidung. Obwohl Frank seine Erforschung der Richtlinien 5, 6 und 7 noch nicht abgeschlossen hat, hat sie sich aufs Neue in ihn verliebt!

Während Hunter und sie verlobt waren, hörte Michelle, wie sich Franks Ehe gebessert hatte. Sie beschloss, die Sieben Richtlinien auszuprobieren, obwohl Hunter nicht mitmachen wollte. Wie sich herausstellte, beschlossen sowohl Franks Frau Frances wie auch Hunter später, die Richtlinien anzuwenden – zumindest *manchmal*.

Betrachten wir einmal etwas näher, was Frank tat, um seine Ehe so gründlich umzugestalten.

Als Erstes erfuhr Frank, was Ted hatte – und beneidete ihn darum: eine Frau, die ihn unterstützt. Ted erzählte ihm, dass ihre Unterstützung stark zunahm, nachdem sie die Richtlinien gemeinsam anwandten. Frank beschloss, zu lernen, wie man sie anwendet. Zweitens legte sich Frank eine Methode zurecht, mit der er jeweils eine Richtlinie erlernte, und begann mit Nummer 1. Drittens sprach er jede zweite Woche mit Ted am Telefon über seine Fortschritte.

Frank stieß sofort auf Schwierigkeiten, als er versuchte, Richtlinie 1 umzusetzen. Er wurde wütend auf Frances und akzeptierte sie nicht, „wie sie ist", als sie etwas tat, das ihm überhaupt nicht behagte. Dann beschimpfte er sich selbst als Versager und Nichtskönner, weil er sie nicht akzeptierte, „wie sie ist", was zur Folge hatte, dass er deprimiert und ohne Hoffnung war. Offensichtlich akzeptierte er sich *selbst* nicht, „wie er ist". Trotz seiner „Fehlschläge" berichtete Frances, dass Frank weniger ärgerlich war.

Als er versuchte, Richtlinie 1 zu befolgen, erkannte Frank, dass seine *Soll- und Muss-Vorstellungen Forderungen* waren und dass seine *Forderungen* wiederum *Soll- und Muss-Vorstellungen* enthielten. Er forderte, dass Frances seinen Wünschen entsprechen solle und müsse. Auf diese Weise machte er sie zu einer Erweiterung von sich selbst, statt sie einfach sie selbst sein zu lassen. Als er darüber nachdachte, entdeckte er, dass er sie liebte, weil sie sie selbst war! Daraufhin beschloss er, dass er nicht wirklich wollte, dass sie seinen Wünschen entspräche. Er wollte, dass sie einige ihrer Verhaltensweisen änderte, um sich selbst weiterzuentwickeln, aber nicht als Antwort auf seine Forderungen. Er begann sogar ihre Bereitschaft, ihm gegenüberzutreten und sich seinen Forderungen zu widersetzen, zu bewundern.

Nach einer Weile erkannte Frank, dass seine Forderungen – seine *Soll- und Muss-Vorstellungen* – der Realität widersprachen. Frances war Frances. Sie war sie selbst und nicht, was er verlangte, dass sie sein sollte. Als er dies erkannte und sie im Lichte von Richtlinie 1 betrachtete (den Partner vorwurfsfrei akzeptieren, „wie er ist"), wurde ihm klar, dass es half, seine Eheprobleme zu lösen, wenn er die soziale – ebenso wie die physische – Realität akzeptierte. Franks erste Aufgabe, um seine Ehe zu verbessern, bestand also darin, Frances ohne Vorwürfe zu akzeptieren, „wie sie ist". Ihm wurde auch bewusst, dass Richtlinie 1 die Grundlage für alle anderen Kommunikations- und Beziehungsrichtlinien bildet. Dadurch, dass er Frances, „wie sie ist", und sich selbst, „wie er ist", akzeptierte, fiel es Frank viel leichter, die übrigen Richtlinien anzuwenden.

Michelle machte mit Richtlinie 1 ähnliche Erfahrungen. Sie dachte, sie hätte diese Richtlinie verstanden und würde sie ausreichend beherrschen, um zu den anderen Richtlinien überzugehen. Doch sie fand heraus, dass sie immer und immer wieder zu Richtlinie 1 zurückkehren musste, um sie sich voll und ganz einzuverleiben. Für Michelle war es besonders schwer, dass Hunter sie nicht akzeptieren konnte, „wie sie ist".

Sie war der Meinung, er *sollte* und *müsste* sie „immer“ akzeptieren, „wie sie ist“.

Warum arbeitete Michelle immer wieder daran, Hunter zu akzeptieren, „wie er ist“? Weil es ihr dabei viel besser ging und sie sich über die Ergebnisse freute. Sie war optimistisch über die Veränderungen in ihrer Beziehung und entdeckte, dass Hunter sich änderte, wenn sie sich änderte. Zuvor hatte sie sich die Bürde auferlegt, Hunter und sich selbst kontrollieren zu müssen. Jetzt arbeitete sie nur daran, sich selbst zu kontrollieren. Hunter hat sich bis jetzt nicht dazu entschieden, die Sieben Richtlinien regelmäßig anzuwenden. Er hat sich jedoch bereit erklärt, sie sich einzuprägen, und war dankbar, dass Michelle sie ihm vorlas.

Beachten Sie, dass bei den hier besprochenen Paaren nur jeweils ein Partner beschloss, die Richtlinien zu befolgen, aber der andere Partner – und die Beziehung – hat sich trotzdem zum Besseren verändert.

Sie profitieren wahrscheinlich selbst dann, wenn Sie nur einen Teil der Richtlinien anwenden. Natürlich wird Ihre Kommunikation noch besser, wenn Sie und Ihr Partner beschließen, gemeinsam alle anzuwenden. Richtlinie 1 scheint die wichtigste zu sein – zu lernen und zu üben, Ihren Partner und sich selbst zu akzeptieren, „wie Sie sind“ – und bildet die Grundlage für die anderen sechs Richtlinien.

Clarices Schwierigkeiten mit Harry

Clarice war eine 35-jährige Lehrerin, der die REVT dabei half, mit ihren Sorgen über ihre Arbeit und ihren Universitätsabschluss fertig zu werden. Bevor sie die REVT anwandte, musste sie in beiden Bereichen beinahe perfekt sein und beschimpfte sich selbst, wenn sie nur im Geringsten versagte. Nachdem sie die REVT eine Zeit lang einsetzte, konnte sie sich selbst bedingungslos akzeptieren, wenn sie bei einer wichtigen Prüfung nur eine „Drei“ bekam oder wenn ihr Direktor sie wegen ihrer ungehorsamen Klasse rügte. In beiden Fällen war sie enttäuscht über ihr Verhalten, aber nicht über sich selbst. Das waren wichtige Siege für sie, die ihr zeigten, dass sie einige der wesentlichen Prinzipien der REVT verstanden hatte.

Dann wollte Clarice an ihrer Beziehung mit Harry, ihrem schwierigen Verlobten, arbeiten, den sie zögerte zu heiraten. Harry hatte – obwohl er seit zehn Jahren als Buchhalter arbeitete – keinen Cent gespart. Er spielte häufig und borgte manchmal Geld von Clarice.

Clarice setzte die REVT ein, um nicht mehr wütend und deprimiert wegen ihrer Beziehung mit Harry zu sein, und die Situation verbesserte sich deutlich. Ihre Verlobung stand jedoch immer noch auf wackeligen Beinen, und als sie hörte, dass Al und Ted ein Buch über Kommunikationsrichtlinien schrieben, bat sie Al, mit ihr die Sieben Richtlinien durchzugehen. Sie arbeitete mehrere Wochen mit den Richtlinien und war über Harrys Verhalten weniger verärgert und deprimiert, doch sie war fest entschlossen, die Verlobung aufzulösen, sollte er nicht weniger kritisch werden und mit dem Spielen aufhören. Sie gab ihm drei Monate, um an diesen Problemen zu arbeiten, sonst würde was passieren!

Das war ein bemerkenswerter Wandel bei Clarice, die zuvor ein „dringendes Bedürfnis" nach Harrys Liebe hatte und dieses Bedürfnis jetzt durch eine starke Präferenz ersetzte – den festen Entschluss, ihn zu verlassen, sollte er sich nicht merklich ändern. Wunderbar!

Wie Al jedoch betont, endet die Geschichte hier nicht ...

> Ich fragte Clarice, wie die Sieben Richtlinien zur besseren Kommunikation dazu beigetragen hatten, dass sie weniger ärgerlich und deprimiert war und fest entschlossen, Harry mutig gegenüberzutreten. Sie sagte, die Richtlinien ergänzten die REVT auf wunderbare Weise und verliehen den wesentlichen REVT-Prinzipien mehr Substanz.
>
> „Inwiefern?", fragte ich.
>
> „Nun, als Erstes wandte ich Richtlinie 1 an und akzeptierte Harry voll und ganz, wie er ist'", erwiderte Clarice.

„Das entspricht dem REVT-Prinzip ‚andere bedingungslos akzeptieren'. Mehr als je zuvor wurde mir klar, wie wertvoll diese Idee ist, und ich arbeitete konkret daran, Harry zu akzeptieren, nicht aber seine Kritik – besonders anderen gegenüber, wie z.B. meinen Eltern – und vor allem nicht seine Spielsucht."

„Sie akzeptierten also den Sünder, aber nicht die Sünde", bemerkte ich.

„Ja. Dann setzte ich Richtlinie 2 ein und zeigte Harry häufig, dass ich ihn schätze. Ich lobte seine guten Seiten, wie etwa seinen Ehrgeiz und seine harte Arbeit. Ich dachte, das entspräche dem REVT-Grundsatz, nicht zu verallgemeinern und zu kategorisieren. Er war zu kritisch und ein leichtsinniger Spieler, aber das waren nicht seine *einzigen* Eigenschaften. Er hatte auch seine guten Seiten, und ich bemerkte sie nicht nur, sondern bemühte mich, sie besonders zu betonen. Ich zwang mich dazu, und das hatte ich kaum je zuvor getan, ihm ohne Zorn zu sagen, dass ich Glücksspiel als dumm und destruktiv empfand. Aber auch hier machte ich klar, dass er kein dummer Mensch war. Mit Hilfe der REVT vermied ich es, zu verallgemeinern."

„Und wie sieht es mit Richtlinie 4 aus, ‚Differenzen zur Sprache bringen, um eine für beide positive Lösung zu finden'?", fragte ich.

„Da bin ich mir nicht ganz sicher, aber ich glaube, ich habe mein Bestes getan. Ich wollte Harry nicht verletzen, aber ich dachte, wenn ich streng wäre und darauf bestand, dass er das Glücksspiel aufgab, wäre es nicht nur gut für mich, sondern auch für ihn. In diesem Sinne wäre es eine positive Lösung für uns beide. Zumindest habe ich ihn wegen seiner Spielsucht nicht verurteilt. Ich habe also mein Bestes getan."

„Konnten Sie Richtlinie 5, ‚Unterstützen Sie die Ziele und Absichten Ihres Partners', in die Tat umsetzen?", fragte ich.

„Nein“, sagte Clarice. „Ich hätte meine eigene ‚Integrität‘ (oder Selbstachtung) verloren, wenn ich Harrys Spielsucht unterstützt hätte. Also bestand ich darauf, dass er das Spielen aufgab. Aber ich habe ihn deswegen nicht herabgesetzt. Ich habe wiederum das REVT-Prinzip, andere bedingungslos zu akzeptieren, angewendet und habe *ihn*, aber nicht seine Spielsucht akzeptiert. Ich bin auch nicht wütend auf ihn geworden, sondern war nur in Bezug auf das Glücksspiel streng.“

„Haben Sie Richtlinie 6, ‚Gewähren Sie Ihrem Partner das Recht, Fehler zu machen‘, angewendet?“

„Ja, im Prinzip ließ ich Harry sein, was er war, selbst wenn er darauf bestand, zu spielen, aber ich würde nicht seine Frau werden. Wir konnten immer noch Freunde sein, und ich hätte ihn niemals verurteilt. Das, so scheint mir, entspricht immer noch dem REVT-Prinzip, andere bedingungslos zu akzeptieren, selbst wenn ich ihn verlieren würde und nicht davon überzeugen könnte, das Glücksspiel aufzugeben.“

Clarice hielt am „UOA“ und „USA“ der REVT fest (siehe Kapitel 2), aber bewahrte sich ihre Integrität und hielt im Wesentlichen auch die Richtlinien ein.

„Wie steht es mit Richtlinie 7, ‚Wenn du nicht bekommst, was du willst, mache aus deinen Wünschen Ziele, die du später erreichst‘?“

„Mein Ziel ist es, dass Harry weniger kritisch ist und das Glücksspiel aufgibt. Wenn ich es jetzt nicht erreiche, dann werde ich es später versuchen. Wenn ich es mit Harry nie erreiche, werde ich es bei einem besser geeigneten Partner versuchen. Ich glaube, das entspricht dem REVT-Prinzip, eine hohe Frustrationstoleranz zu haben, es nicht als schrecklich zu empfinden, dass ich etwas nicht sofort haben kann, und entschlossen daran zu arbeiten, es später zu bekommen.“

„Gut!“, sagte ich abschließend. „Anscheinend wenden Sie die Sieben Richtlinien an und befolgen gleichzeitig einige der wesentlichen REVT-Prinzipien. Viel Glück!“

> Leider hatte Clarice kein Glück. Harry verfiel immer wieder in seine Spielsucht, und sie löste ihre Verlobung auf. Doch sie tat dies ohne Wut und Depressionen. [AE]

Zwischenmenschliche Beziehungen sind jedoch nur selten einfach! Ted liefert hier eine andere Perspektive zu Clarices Situation:

> Clarice war sich genau genommen nicht klar über Richtlinie 4. Ihre „für beide positive Lösung" lautete: *Wenn* Harry macht, was sie will, *dann* würden beide profitieren. Ein „Wenn-Dann" ist nicht wirklich eine „für beide positive Lösung". Ein *wenn* wäre positiv für Clarice, aber dann würde Harry sich ihr fügen. Eine positive Lösung wäre, wenn beide profitieren. In ihrem Gespräch mit Al wird nicht erwähnt, dass auch Harrys Standpunkt zu ihrem Problem untersucht wurde. Was sie eigentlich getan hat, war, ihren Standpunkt durchzusetzen, indem sie Harry ein Ultimatum stellte, das Glücksspiel aufzugeben, da sie ihn sonst nicht heiraten würde. Es gab keinen Hinweis darauf, dass sie ihren Standpunkt oder seinen Standpunkt zur Meinungsverschiedenheit gemeinsam besprochen hätten. Im Wesentlichen hat sie also Richtlinie 4 trotz ihrer guten Absichten nicht gründlich und effektiv angewendet.
>
> Wir haben bewusst „besprechen und erforschen" in Richtlinie 4 aufgenommen, weil die meisten Menschen, wie Clarice, anscheinend *durchsetzen* mit besprechen gleichsetzen und *erforschen* völlig beiseite lassen. Es ist hilfreich, wenn die Menschen dem anderen mitteilen, was sie durchsetzen möchten, und auch den Standpunkt des anderen erforschen. „Da ich dir nicht zustimme, möchte ich dich bitten, mir mehr über deinen Standpunkt zu erzählen!"
>
> Wenn Sie sich wirklich wünschen, mit anderen Menschen zu kommunizieren, dann möchten Sie wissen, warum sie eine andere Meinung vertreten als Sie. Welche Erfahrun-

gen haben zu ihrer Überzeugung geführt? Welche widersprüchlichen Ansichten oder Meinungen vertreten sie? Welche Widersprüche gibt es rund um ihre Überzeugungen?

Sie werden eine völlig neue Welt entdecken, wenn Sie beschließen, den Standpunkt Ihres Partners zu einem Problem zu erforschen. Wie kam es überhaupt dazu, dass Harry zum Spieler wurde? Was bedeutet das Glücksspiel für Harry? Welche Geschichte hat Harry zu erzählen? Hat Clarice diese Art von Fragen mit Harry erforscht? Offensichtlich nicht. Wenn wir die Geschichte eines anderen näher erforschen, entdecken wir beinahe immer Gemeinsamkeiten, die uns einer für beide positiven Lösung näher bringen. Es ist einfacher und macht mehr Spaß, wenn bei diesem Erforschen beide zu Wort kommen.

Clarice hat ihre Entscheidung getroffen, aber ihre Geschichte wäre vielleicht anders ausgegangen, wenn sie Richtlinie 4 effektiver eingesetzt hätte. [TC]

Ab dem folgenden Kapitel werden wir näher auf jede der Sieben Richtlinien eingehen.

5

Richtlinie 1: Akzeptieren Sie Ihren Partner, „wie er ist“

Akzeptieren Sie Ihren Partner, „wie er ist“. Machen Sie ihm keine Vorwürfe. Entscheiden Sie sich dafür, Spaß in Ihrer Beziehung zu haben, und nicht, Ihren Partner zu erziehen, zu verbessern oder zu belehren. Übernehmen Sie die Verantwortung für Ihre eigenen Gefühle. Erlauben Sie sich selbst, Ihren Partner zu beeinflussen, aber fordern Sie nicht, dass er sich ändern muss. Gestatten Sie ihm ebenfalls, Sie zu beeinflussen, Sie zu überzeugen und zu informieren.

Mit dieser Richtlinie möchten wir Sie dazu bewegen, Ihr Paradigma zu ändern: Ihre Art zu denken, zu beurteilen, zu interpretieren und zu kommunizieren.

Und was ist ein *Paradigma*? In Anlehnung an Joan Jordan Porter, einer Kollegin Teds, ist Ihr Paradigma die Linse, durch die Sie die Welt um Sie herum betrachten. Dazu gehören Ihre Grundwerte, Prioritäten, ethische Grundsätze und Regeln sowie Methoden, um diese anzuwenden. Wenn Sie kein System hätten, um die Millionen von Informationen, die in jedem Augenblick Ihres Lebens auf Sie einströmen, zu organisieren, könnten Sie in dieser Welt nicht funktionieren. Ohne eine bestimmte Art zu denken, ein Paradigma, können Sie nicht funktionieren.

Ihr Paradigma sortiert und trifft eine Vorauswahl, *bevor* Sie Dinge in Ihrer Welt bewusst wahrnehmen. Obwohl es Abweichungen dabei gibt, wie Sie Elemente sortieren und auswählen, liegen diese Abweichungen innerhalb der Grenzen dessen, wie Sie denken, dass die soziale Realität abläuft.

Sie können Ihr Paradigma, das heißt *die Art und Weise, wie Sie die Vielfalt der Informationen rund um Sie herum organisieren*, ändern. Wenn Sie Ihre Ansichten und Ihre Wortwahl ändern, um Ihre Erfahrungen genauer zu beschreiben, dann ändern Sie wahrscheinlich Ihr Paradigma in kleinen Schritten, die schließlich zu großen Änderungen in Ihrer Wahrnehmung von WIGO (was passiert) führen können.

Beachten Sie, dass neben den Paradigmen, die jeder Einzelne von uns hat, auch unsere Familien, Gemeinden, Gruppen und Gesellschaften ihre Paradigmen haben. Das vorherrschende Paradigma unserer Gesellschaft – oder die allgemeine Einstellung – bestimmt, was akzeptiert wird und akzeptabel ist und was als „allgemein üblich" betrachtet wird.

Woraus ein Paradigma besteht, lässt sich in den meisten Fällen aufdecken, wenn wir etwas, von dem wir annehmen, dass „es so ist", genauer betrachten.

Obwohl es einen gewissen Spielraum gibt, wenn eine Gesellschaft Maßstäbe für „Es ist so" setzt, gibt es auch Grenzen. Jahrhundertelang gehörte zum Beispiel die Überzeugung, dass die Erde Mittelpunkt des Universums sei und die Sonne und die Planeten sich um sie herumdrehten, zum Paradigma unserer Gesellschaft. Doch unabhängig vom Glauben der Menschen, den Berechnungen der Astronomen und den Forderungen der Obrigkeit hat das Universum seine Beschaffenheit nicht geändert, um dem Paradigma der Gesellschaft zu entsprechen. Nicht jedes Paradigma entspricht genau dem, was „da draußen ist“. Manches ist weniger perfekt als anderes.

Wir empfehlen ganz besonders, Ihre ausgesprochenen und unausgesprochenen *Soll- und Muss-Vorstellungen* anzupassen, um die Realität zu akzeptieren, „wie sie ist“, und Ihr Opferverhalten zu ändern, indem Sie nicht denken „Du verletzt mich“ oder „Du machst mich wütend“, sondern „Ich beschloss, verletzt zu sein“ oder „Ich entschied mich dafür, wütend über das zu sein, was du mir ‚angetan' hast“.

> Wenn ich auf die Therapeuten, die wir am Albert Ellis Institute in New York beaufsichtigen, wütend bin, weil ich meine, sie haben sich ihren Klienten gegenüber „dumm“ verhalten, sage ich mir selbst: „Ja, vielleicht haben *sie* sich dumm verhalten, aber *ich* habe beschlossen, mich darüber aufzuregen. Als Erstes versuche ich, mich nicht über *sie* zu ärgern, sondern nur ihr *Verhalten* zu missbilligen, dann möchte ich versuchen, sie zu korrigieren, ohne ärgerlich zu sein.“ Manchmal, aber nicht immer, mache ich das rechtzeitig, um sie auf diplomatische Weise zu korrigieren. Wenn nicht, überdenke ich meinen Ärger noch einmal, korrigiere sie später und bereite mich auf die nächste „Dummheit“ eines Therapeuten vor. [AE]

Sie haben das Recht, andere zu beeinflussen

Sie haben eindeutig das Recht, Ihren Partner zu beeinflussen. Warum? Weil Sie in Wirklichkeit gar nicht anders *können*, als andere zu beeinflussen.

Denken Sie einen Augenblick über Folgendes nach: Selbst leblose Objekte können das menschliche Verhalten beeinflussen. Stellen Sie sich einen Tisch vor, der in der Mitte eines Raumes steht. Sie möchten durch den Raum gehen, um ein Buch zu holen. Sie gehen jedoch nicht gerade durch den Raum.

Stattdessen gehen Sie um den Tisch herum, weil Sie nicht wissen, wie Sie durch ihn hindurchgehen sollen. Der Tisch hat bewusst nichts *getan*, um sie zu beeinflussen. Er stand einfach nur unschuldig mitten im Raum. Er hat sie auch nicht *gezwungen*, um ihn herumzugehen. Sie beschlossen, um ihn herumzugehen, um das zu holen, was sie wollten. Der Tisch hat sie auch nicht *gezwungen*, das Buch zu wollen. Allein die Tatsache, dass der Tisch im selben Raum war, hat Ihr Verhalten beeinflusst.

Auf ähnliche Weise beeinflussen Sie das Verhalten Ihres Partners, egal ob Ihnen das bewusst ist oder nicht. Alles, was Sie tun oder nicht tun, übt allein durch Ihre Anwesenheit einen Einfluss auf ihn aus. Oft sind Sie vielleicht zu beschäftigt damit, anderen die Schuld zu geben, um Ihren eigenen Einfluss auf sie wahrzunehmen. Sie bemerken vielleicht nur, dass sie *Sie* „zu Unrecht" beeinflussen!

Wenn ein lebloses Objekt wie ein Tisch Sie beeinflussen kann, wie viel stärker kann dann die Wirkung eines lebenden Menschen (oder selbst eines toten Menschen) auf Sie sein? Ein Partner, der nicht nur einfach existiert, sondern auch noch agiert, spricht und versucht, Sie zu beeindrucken, wird Sie noch stärker beeinflussen, nicht wahr? Dasselbe gilt auch für Ihren Einfluss auf ihn.

Da Sie eine Wirkung auf andere haben, egal was Sie tun, können Sie genauso gut versuchen, Ihren Partner dahin gehend zu beeinflussen, dass er sich so verhält, wie Sie es gerne möchten. Michelle war manchmal so fixiert darauf, von Hunter nichts zu verlangen und ihn nicht zu kontrollieren, dass sie den Teil „Erlauben Sie sich selbst, Ihren Partner zu beeinflussen" von Richtlinie 1 völlig vernachlässigte. Wenn Sie diese Richtlinie anwenden, respektieren und akzeptieren Sie Ihren Partner, „wie er ist", und Sie akzeptieren sein Recht, als eigenständige Person zu wollen, was er sich wünscht. Aber Sie versuchen *auch*, Ihren Partner dazu zu bewegen, die Richtung einzuschlagen, die Sie bevorzugen.

Versuchen Sie, Ihren Partner nicht zu *kontrollieren*, indem Sie verlangen oder befehlen, dass er Ihren Wünschen und Bedürfnissen entsprechen *soll* oder *muss*. Wenn Sie das, was mit Ihrem Partner *passiert,* akzeptieren, „wie es ist“, vermeiden Sie, sich zu ärgern, wenn er nicht tut oder empfindet, was Sie sich wünschen. Wenn Sie in Ihrer Beziehung ernsthaft unglücklich sind, dann hat es vielleicht mit dem verborgenen Wunsch zu tun, Ihren Partner zu erziehen, zu verbessern oder zu belehren. Überprüfen Sie diesen Wunsch!

Gestatten Sie Ihrem Partner, Sie zu beeinflussen

Was dem einen recht ist, ist dem andern billig. Gleiches Recht für beide, lautet ein weiteres Sprichwort. Leider kann es sein, dass Sie versuchen, Ihren Partner zu beeinflussen, sich aber weigern oder es ablehnen, sich von ihm beeinflussen zu lassen. Sie sind vielleicht stolz darauf, „Sie selbst“ zu sein. „Ich bin ich, und niemand hat das Recht, mich zu verändern oder auch nur zu versuchen, mich zu ändern.“ „So wie ich bin, bin ich. Wenn ich mich ändere, bin ich nicht mehr ich selbst.“

Beachten Sie, dass Sie dabei die Tatsache leugnen, dass Sie sich von Ihrer Geburt bis zu Ihrem Tod ständig verändern, egal was Sie tun. Veränderung ist keine freiwillige Sache, sondern geschieht automatisch. Häufig können Sie entscheiden, wenn auch nicht zu hundert Prozent, wie Sie sich verändern. Doch die Veränderung an sich ist eine unabänderliche Tatsache des Lebens.

Leider kann man *Einfluss* und *Kontrolle* als dasselbe ansehen, was es aber nicht ist. Es ist nicht möglich, *nicht* beeinflusst zu werden. Sie haben jedoch die Wahl, den Einfluss Ihres Partners zu akzeptieren oder nicht zu akzeptieren. Wenn Sie zwischen Einfluss und Kontrolle unterscheiden, trägt dies für gewöhnlich zu Ihrer „Selbstbestimmung“ bei. Sie erlauben sich selbst, andere zu beeinflussen, und gestatten ihnen, Sie zu beeinflussen.

Um Ihr Gleichgewicht wiederzufinden, nachdem Sie sich aufgrund der Forderung eines anderen aufgeregt haben, versuchen Sie, die Forderung als einen Vorschlag oder „Einfluss“ zu betrachten. Lassen Sie sich nicht durch einen Vorschlag, den

Sie als Befehl auslegen, dem Sie „gehorchen" *sollen* oder *müssen*, aus der Fassung bringen. Es kann jedoch sein, dass Sie von Fall zu Fall anders reagieren, wie das folgende Beispiel zeigt.

Manchmal reagiert Michelle auf Hunters Forderungen oder selbst auf Vorschläge, als ob es *Befehle* wären, die sie ausführen *muss.* Sie handelt dann unschlüssig oder befolgt seine Befehle zögernd. Sie fühlt sich schlecht, weil sie so schwach und unsicher ist, und kämpft innerlich mit dem Konflikt, Hunter zu gehorchen oder „sie selbst zu sein". Ein anderes Mal legt Michelle Hunters Vorschläge als Vorschläge aus und betrachtet sogar seine Forderungen oder Befehle als reine *Vorschläge*, die sie eventuell in Erwägung zieht. Dann hat sie das Gefühl, mehr über sich selbst zu bestimmen, und versucht folglich weniger, über ihn zu bestimmen.

Es gibt vier verschiedene Arten zu reagieren, wenn Ihr Partner versucht, über Sie zu bestimmen:

- *Befolgen* Sie den Vorschlag oder Befehl.
- *Widersetzen* Sie sich dem Vorschlag oder Befehl.
- *Ignorieren* Sie den Vorschlag.
- *Versuchen* Sie, den Vorschlag oder Befehl zu *erforschen* und darüber zu *verhandeln.* (Sie können auch einen Teil dessen, was Ihr Partner will, befolgen und sich dem Rest widersetzen.)

Ob Sie sich für oder gegen die Wünsche Ihres Partners entscheiden, Sie sollten Ihre Optionen überdenken und eine wählen, von der Sie ehrlich glauben, dass sie richtig, berechtigt oder nützlich ist. Das heißt, richtig, berechtigt oder nützlich für *Sie.* Nehmen Sie sich aber in Acht vor einer Option, die auf einer oder mehreren Ihrer *Soll-Vorstellungen* beruht.

Wenn Sie meinen, Sie *sollen* oder *müssen absolut* den Wünschen Ihres Partners entsprechen, dann fügen Sie sich blindlings und geben Ihre Selbstständigkeit auf. Ihre Einstellung, die dahinter steht, lautet für gewöhnlich wie folgt oder so ähnlich: „Ich *muss* den Wünschen meines Partners entsprechen, um glücklich weiterleben zu können – oder überhaupt weiterleben zu können." „Ich *darf keinen* Wirbel verursachen." „Ich *muss* die Wogen glätten." Sie entschließen sich „aus Feigheit" zuzustimmen.

Andererseits, wenn Sie sich hartnäckig weigern, zu tun, was Ihr Partner wünscht, glauben Sie vielleicht „Ich *muss* ich selbst sein" – manchmal mit dem Zusatz, „selbst wenn es mich umbringt."

Sie können beide Extreme vermeiden und beschließen, sich nach den Wünschen des anderen zu richten, weil Sie ehrlich *zustimmen*, dass es sich dabei um eine gute Idee handelt. Auf diese Weise bleiben Sie „Sie selbst", ohne ein Opfer Ihrer eigenen starren *Soll- und Muss-Vorstellungen* zu werden. Wenn Sie die Vorschläge oder Forderungen des anderen ehrlich *ablehnen* und beschließen – ohne *Soll- und Muss-Vorstellungen* –, sich seinen Wünschen zu widersetzen, bleiben Sie auch Sie selbst. Wenn Sie Ihre Entscheidungen so flexibel treffen, agieren Sie standhaft und autonom.

Im wirklichen Leben neigen wir alle dazu, einmal die eine und einmal die andere der drei oben beschriebenen Reaktionen anzuwenden: übermäßige Zustimmung, übermäßiger Widerspruch und flexible Autonomie.

Wiederholen wir: *Übermäßige Zustimmung* ist die Folge von „Ich *muss* tun, was mein Partner von mir erwartet". *Übermäßiger Widerspruch* ist die Folge von „Ich *muss* mich dem widersetzen, was mein Partner von mir erwartet". *Flexible Autonomie* ist die Folge von „Ich entscheide mich, ohne *Soll- und Muss-Vorstellungen*, für oder gegen die Wünsche meines Partners, aufgrund meines eigenen Urteils". Statt extrem zu reagieren, indem Sie Ihrem Partner *zustimmen* oder gegen ihn *rebellieren*, gewähren Sie ihm autonom (aber flexibel) das Recht, Sie zu beeinflussen, ohne über Sie zu bestimmen.

Besser noch, als Ihrem Partner *passiv* das Recht zu geben, Sie zu beeinflussen, können Sie ihn *aktiv* dabei unterstützen.

Seit 1943 – über ein halbes Jahrhundert lang – sind hunderte von Paaren zu Al zur Ehe- und Familienberatung gekommen! Beinahe alle von ihnen hatten ernsthafte Probleme, weil einer oder beide Partner Richtlinie 1: *Akzeptieren Sie Ihren Partner, „wie er ist", machen Sie ihm keine Vorwürfe*, ignorierte.

Manchmal ist „wie er ist" aber *wirklich* eine schlimme Sache!

Der „schlimme" Fall von Ron und Selena

Rons Frau Selena war wunderschön, außergewöhnlich clever und ein „Albtraum". Selena schrie ihre zwei Jahre alte Tochter Doris an, weigerte sich, die Vorschläge ihres Arztes bezüglich ihrer aktuellen Schwangerschaft zu befolgen, und erzählte jedem – besonders Ron selbst –, was für ein lausiger Ehemann, Vater und Filialleiter Ron doch war. Sich entschuldigen? Niemals! Sexuell auf Ron eingehen? Kaum. Zugeben, dass sie Probleme hatte? Natürlich nicht!

Selena gab die meisten von Rons Vorwürfen während ihrer gemeinsamen Therapiesitzungen zu, bestand aber darauf, dass er noch schlimmer war als sie. Zwei Mal pro Woche blieb er fast die ganze Nacht auf, um mit seinen Kumpels Poker zu spielen. Er vernachlässigte seine Arbeit so sehr, dass er in fünf Jahren vier Mal gekündigt worden war. Er tat praktisch nichts im Haus. Ron gab seine Vergehen zu, behauptete aber, bei seiner vorigen Frau ein „Musterknabe" gewesen zu sein und sich jetzt nur deshalb so zu verhalten, weil Selena so ein „frigides Monster" sei. Al hoffte, dass ihre Eingeständnisse zu einem Durchbruch führen würden:

> Nichts zu machen. Ron und Selena beharrten – und ich meine *beharrten* – beide darauf, das Verhalten des anderen sei unverzeihlich und dass er bzw. sie ändern *musste*, „wie er war", bevor sie beide an ihrem eigenen Verhalten arbeiten wollten. Selbst kleine Veränderungen – zum Beispiel, dass Selena Ron nicht vor anderen kritisierte und dass Ron ein wenig im Haushalt half – wurden nicht anerkannt. „Zuerst du, dann werde ich mich ändern!"

Ich dachte daran, eine friedliche – vielleicht sogar freundschaftliche – Scheidung zu empfehlen. Doch zu meiner Überraschung wollten sie nichts davon hören. Ron hielt daran fest, dass er Selena *wirklich* liebte – trotz allem. Selena konnte sich nicht vorstellen, eine Familie, in der es bald ein zweites Kind geben würde, auseinander zu reißen.

Zurück in der Sackgasse. Keiner von beiden dachte daran, auch nur zu versuchen, sich selbst, „wie er war", zu ändern, bevor es der andere tat. Ihre einzig vernünftige Wahl wäre, die Philosophie von Reinhold Niebuhr und die REVT in Bezug auf Akzeptanz zu befolgen: „Gib mir die Stärke zu ändern, was ich ändern kann, die Gelassenheit zu akzeptieren, was ich nicht ändern kann, und die Weisheit, den Unterschied zwischen beiden zu erkennen." Gut, doch wie konnte ich Ron und Selena dazu bringen, diesen weisen Plan zu befolgen?

An einigen ihrer absolutistischen Muss-Vorstellungen biss ich mir beinahe die Zähne aus:

- „Mein Partner hat Unrecht und darf nicht so sein, wie er ist."
- „Mein Partner muss sich zuerst ändern und mir entgegenkommen, bevor ich mich ändern kann."
- „Jeder wäre – zwangsläufig – aufgebracht über meinen Partner. Über dieses schreckliche Verhalten kann man nur wütend sein!"
- „Wenn ich meinen Partner um Verzeihung bitte, obwohl ich gar nicht einsehe, warum ich das tun sollte, bin ich ein jämmerlicher Schwächling und gar nicht mehr ich selbst!"
- „Wenn ich mich ekelhaft gegenüber meinem Partner verhalte, werde ich irgendwann etwas damit erreichen. Also muss ich weiterstreiten."
- „Wenn ich dafür sorge, dass sich mein Partner schuldig fühlt, und ihm zeige, was für ein Fiesling er doch ist, dann ändert er sich vielleicht!"

Schließlich konnte ich Selena und Ron helfen, indem ich ihnen zeigte, wie sie diese *Muss-Vorstellungen* offen diskutieren und in *Präferenzen* umwandeln können. Sie begannen, einander teilweise zu akzeptieren, „wie sie waren". Ich wandte eine weitere REVT-Technik an, das Rollenspiel, bei dem jeder den anderen darstellt, wobei jeder hartnäckig die Forderungen des anderen vertritt, der sie ihm wiederum eindringlich auszureden versucht. Ron vertrat also hartnäckig Selenas Überzeugung, dass ihre zweijährige Tochter Doris ihr immer zu gehorchen hätte und dass sie dem Kind absoluten Gehorsam einbläuen *müsse.* Selena tat ihr Bestes, um ihm diese (ihre eigene) Idee auszureden. Dabei wurde ihr schließlich klar, wie lächerlich diese Idee war. Einen Tag nach ihrem Rollenspiel in meiner Praxis musste Selena sogar lachen, als sie mit Doris schimpfte, weil sie ihr nicht zuhörte, und danach schrie sie ihre Tochter viel weniger an.
Es dauerte einige Monate, bis Ron Selenas abscheuliches Verhalten, zum Großteil „wie es ist", zu akzeptieren begann. Selena akzeptierte ebenfalls das „schreckliche" Verhalten ihrer Tochter und zum Teil auch das von Ron. Ich kann nicht wirklich sagen, dass Ron und Selena nach meiner Eheberatung glücklich bis ans Ende ihrer Tage lebten, doch sie begannen beide einzusehen, dass das Verhalten des anderen, „wie es ist", egal wie „falsch" es sein mochte, dennoch ein realer Teil ihrer Ehe war. Das half ihnen sehr. [AE]

Probieren Sie das zu Hause!

Sie sind vielleicht nicht so extrem wie Ron und Selena, also gebe ich Ihnen hier eine einfache Übung, die Sie ausprobieren können, wenn Sie verärgert sind:

- Stimmt das, was ich sage oder glaube, zu hundert Prozent? (Beispiel: „Widerspricht mein Partner mir *immer*? *Häufig*? *Gelegentlich*?")
- Was ist das Schlimmste, das realistisch betrachtet, passieren kann? (Beispiel: „Wenn er oder sie mir häufig widerspricht, kann ich es nur ignorieren oder vergeblich kontern.")
- Welche Nachteile bringt es mir, wenn ich mich über verschiedene Situationen ärgere? (Beispiel: „Ich werde ängstlich und wecke seinen oder ihren Widerspruchsgeist nur noch mehr. Ich bekomme Magenschmerzen und sonstige psychosomatische Beschwerden.")
- Welche Vorteile bietet diese Situation? (Beispiel: „Ich könnte mich bemühen, seine oder ihre guten Argumente einzusehen. Ich könnte meinen selbst geschaffenen Ärger unter Kontrolle bringen.")
- Entscheide ich mich dafür, mich auf die Vorteile oder auf die Nachteile zu konzentrieren? (Beispiel: „Der Vorteil, zu lernen, dass ich vielleicht etwas falsch gemacht habe, und meinen Ärger zu beherrschen, selbst wenn ich nicht im Unrecht war.") Wenn Sie nur ein wenig verärgert sind, versuchen Sie, Ihre *Soll- und Muss-Vorstellungen* umzuformulieren: „Es wäre besser, wenn ..."
- Wenn Sie in einer Angelegenheit gefühlsmäßig engagiert sind, fällt es Ihnen schwer, zwischen *Rationalität* und *Irrationalität* zu unterscheiden. So können Sie ganz einfach unterscheiden: Rationalität akzeptiert die soziale Realität, „wie sie ist"; Irrationalität fordert, dass die Realität anders sein *sollte* und *müsste*, „als sie ist".
- Richtlinie 1 kann ganz schön schwierig sein. Arbeiten Sie weiter daran, während wir uns im nächsten Kapitel Richtlinie 2 zuwenden.

6

Richtlinie 2: Zeigen Sie Ihrem Partner häufig, dass Sie ihn schätzen

Zeigen Sie Ihrem Partner häufig, dass Sie ihn schätzen. Vermeiden Sie ständige Kritik. Danken Sie Ihrem Partner oft für kleine Dinge. Suchen, entdecken oder kreieren Sie Dinge, die Sie an Ihrem Partner wirklich schätzen. Sagen Sie sie ihm. Ehrlichkeit ist sehr wichtig. Meiden Sie den hauptsächlichen „Beziehungskiller“ – Ihren Partner häufig zu kritisieren.

Eine besonders einfache Möglichkeit, andere zu beeinflussen, ist, ihnen Ihre *ehrliche Wertschätzung* zu zeigen. Was ist so einfach daran? Sie ersetzen die *Kritik* an Ihrem Partner durch ehrliche Wertschätzung. Funktioniert das für gewöhnlich? Ja, tatsächlich. Die meisten Menschen reagieren positiv auf ehrliche Wertschätzung und negativ auf Kritik. Der berühmte Psychiater Alfred Adler bemerkte, dass die meisten Menschen

Wertschätzung nicht einfach nur wollen oder sich wünschen, sondern geradezu danach *lechzen.*

Als Selena (die wir in unserem vorigen Kapitel erwähnten) beispielsweise ihre zweijährige Tochter anschrie, „machte“ das ihren Mann Ron sehr wütend. Zuerst wies er sie zurecht, weil sie diese „arme Zweijährige, die gar nicht weiß, wie ihr geschieht“, so „schlecht behandelte“. Die REVT half ihm zu erkennen, dass Selenas Verhalten zwar „falsch“ war, doch er war es, der *beschloss*, sich darüber aufzuregen. Als ihm dies bewusst wurde, schwand seine Wut zum Großteil und wich den gesunden Gefühlen von Kummer und Enttäuschung. Als Selena ihre Tochter noch immer anschrie, konnte er sagen: „Ich bin wirklich froh, dass du Doris so viel Aufmerksamkeit schenkst und respektierst, dass sie sich ändern kann.“ Wachgerüttelt von Rons unüblichem Lob über ihr Verhalten, hörte Selena auf, Doris anzuschreien, bemerkte die positive Seite dessen, was sie tat – dass sie sich Doris’ Verhalten widmete –, und überlegte, wie sie Doris helfen könnte, sich besser zu betragen.

Diese einfache Möglichkeit, andere zu beeinflussen, wird in Richtlinie 2 dargelegt. Vielleicht möchten Sie die Kurzversion dieser Richtlinie anwenden, die einfach zu merken ist:

Zeigen Sie Ihrem Partner häufig, dass Sie ihn schätzen. Vermeiden Sie ständige Kritik.

Einige Entdeckungen in punkto Wertschätzung

Hier sind ein paar wichtige Entdeckungen, die Ted machte, als er damit begann, diese Richtlinie bei seiner Frau Yolanta anzuwenden:

> Erstens hatte ich angenommen, dass sie öfter Unrecht als Recht habe. Ich entdeckte, dass sie öfter Recht als Unrecht hatte. Meine Annahme war also falsch.
> Zweitens widersprach sie, als ich ihr mitteilte, wie oft sie doch Recht habe. „Nein Ted, ich habe nicht so oft Recht, du hast häufiger Recht.“ Sie hatte Recht, was mich

> betraf, täuschte sich aber, was sie betraf. Ich entdeckte, dass ich auch häufiger Recht als Unrecht hatte. Mit der Zeit entdeckten wir gemeinsam, dass wir beide öfter Recht als Unrecht haben. Das ist ein weiteres Beispiel für „und/auch" statt „entweder/oder".
> Drittens war ich jetzt auf die Menschen im Allgemeinen neugierig. Und all die Menschen, die ich beobachtete, schienen auch häufiger Recht als Unrecht zu haben. Das war eine weitere bedeutende Entdeckung für mich. [TC]

Sie können sich selbst beibringen, genau hinzusehen, um Dinge zu entdecken, die Ihr Partner „richtig" macht, und Ihre Wertschätzung über diese „guten" Dinge klar und deutlich auszudrücken. Diese Idee wird besonders gut im Buch *The One Minute Manager* dargestellt. Mit etwas Übung werden Sie feststellen, dass dies einfach und befriedigend ist und Spaß macht. Ja, Sie können Ihren Partner dabei ertappen, dass er etwas richtig macht!

Eine unserer Klientinnen ist so begeistert von dieser Richtlinie, dass sie übt, ihren beiden Vögeln Wertschätzung entgegenzubringen. Sie sagt, sie fühlt sich richtig aufgebaut, wenn sie das tut. Ob Sie nun ein Vogelliebhaber sind oder nicht, versuchen Sie einfach, anderen Ihre „Wertschätzung zu zeigen".

Allein Ihrem Partner zu zeigen, dass Sie ihn schätzen, kann schon ein Vergnügen sein. Was normalerweise passiert, wenn Sie Ihren Partner kritisieren, ist, dass er argwöhnisch wird und in die Defensive geht, was einen lockeren Meinungsaustausch erschwert und vielleicht sogar zu einem heftigen Streit führt. Wenn Sie Ihre ehrliche Wertschätzung ausdrücken, wird Ihr Partner eher entspannt sein und offen, um Ihren Standpunkt zu erforschen.

Als Ron sich bemühte, seiner Frau ehrliche Wertschätzung entgegenzubringen, obwohl es „falsch" von ihr war, ihre Tochter anzubrüllen, und als er Selena zeigte, dass er die Aufmerksamkeit schätzte, die sie Doris schenkte, begann sich Selena Ron *und* Doris gegenüber anders zu verhalten. Es bedurfte nur einiger solcher Wertschätzungen, um bei Selena etwas zu bewirken. Und seine Wertschätzung machte sich viel besser bezahlt als seine vorherige Kritik!

Ted bestätigt auch, was Al schon vor vielen Jahren behauptete. Es gibt nur wenige *Arten von Fehlern*, die die Menschen machen, aber – leider – werden diese häufig wiederholt. Zu diesen Fehlern gehören ihre *Soll- und Muss-Vorstellungen*, dass sie ihre Meinung mit der absoluten „Wahrheit“ verwechseln, zu sehr verallgemeinern und sich und andere Menschen pauschal beurteilen.

Wie Sie schätzenswerte Dinge entdecken

Beinahe jede Situation hat Vor- und Nachteile. Sie können sich dafür entscheiden, nach den Vorteilen oder den Nachteilen zu suchen. Zu oft scheinen die Menschen nach den Nachteilen zu suchen. Beschließen Sie, sich stattdessen auf den Vorteil zu konzentrieren, egal wie gering er erscheinen mag, kann er als Grundlage dafür dienen, dass Sie Ihre Wertschätzung ausdrücken.

Wenn Ihr Partner einen Autounfall hatte und nicht verletzt wurde, ist dies ein Vorteil, den man würdigen kann: „Was mir wichtiger ist als das Geld oder das Auto, ist, dass du unverletzt bist.“ Wenn Ihr Partner weint und sich dafür schämt, den Unfall verursacht zu haben, können Sie zugeben, dass Ihr Partner einen Fehler gemacht hat, sogar einen schwer wiegenden Fehler, und dann sagen: „Zum Glück bist du nicht perfekt. Du bist nur ein Mensch, so wie ich. Ich mache auch Fehler. Ich wüsste nicht, was ich mit dir anfangen sollte, wenn du perfekt wärst.“ Al mag folgendes Beispiel eines seiner Klienten:

> Joe war so dumm, an einem Pokerspiel mit hohem Einsatz teilzunehmen, und verlor fünfhundert Dollar, was er und seine Frau Marge sich kaum leisten konnten. Zuerst war sie wütend und nahe daran, ihn anzubrüllen sowie einen Pelzmantel zu kaufen, um ihn noch weiter zu bestrafen. Als ihr Richtlinie 2 erklärt wurde, hörte sie

auf, sich zu ärgern und zeigte Joe ihre Wertschätzung, indem sie sagte: „Jetzt können wir uns den geplanten Urlaub auf den Bermudas nicht leisten, also brauche ich mir keine Sorgen darüber zu machen, wie gefährlich Sporttauchen ist. Dafür bin ich dir wirklich dankbar." Sie hatte das Gefühl, das wäre eine klägliche Wertschätzung, doch sie funktionierte, denn Joe wusste es zu schätzen, dass sie ihn nicht anbrüllte. [AE]

Zuhören und Zustimmen

Lassen Sie sich mit dem Strom treiben. Werfen Sie kurze Kommentare ein, wenn Ihr Partner ein Argument vorbringt, dem Sie zustimmen oder das Ihnen gefällt. „Du hast Recht." „Das ist ein gutes Argument." „Das hast du schön gesagt." „Wie eloquent du das ausgedrückt hast." „Das hast du gut formuliert." „Das gefällt mir."

Ehrlichkeit ist natürlich der Schlüssel bei dieser Richtlinie. Wenn Sie Ihre Wertschätzung *zu* häufig zeigen, kann es sein, dass Ihr Partner erkennt, dass es sich dabei um eine „Methode" handelt, Ihre Ehrlichkeit infrage stellt und den Kommentar völlig ablehnt.

Vielleicht entscheiden Sie sich auch dafür, ohne Unterbrechung zuzuhören und dann ein paar eigene Kommentare abzugeben. Unterstützen und würdigen Sie in diesem Fall etwas, dem Sie ehrlich zustimmen, bevor Sie Ihre abweichende Meinung darlegen. „Ich möchte deine Position unterstützen, bevor ich meine Meinung dazu äußere." „Mir gefällt deine Ansicht über ..., aber ich stimme ... nicht ganz zu." „Das ist eine gute Idee, aber ich sehe es ein wenig anders..." Verwenden Sie je nach Situation Ihre eigenen Worte.

Wenn Sie verletzt, aufgebracht oder verärgert sind und sich für die REVT-Methode entscheiden, Ihre Gefühle zu beherrschen, sagen Sie vielleicht etwas wie: „Du gibst mir die Gelegenheit, an dem zu arbeiten, was ich mir selbst sage, um mich emotional weiterzuentwickeln."

Und dann gibt es natürlich noch die altbewährten Worte: „Danke“ und „Ich weiß zu schätzen, dass …“ „Danke für deine Offenheit“ oder „Jetzt verstehe ich besser, was du meinst“.

Wertschätzung kann auch rückwirkend ausgedrückt werden. „Was du gestern gesagt hast, hat mich wütend gemacht, aber nachdem ich darüber nachgedacht habe, habe ich eingesehen, dass du Recht hast. Danke, dass du mich aus meiner Gewohnheit gerissen hast.“

Liebevolle Kommunikation

Kritik macht alles, was „einfach“ ist, schwierig und kompliziert. Jeder wünscht sich, Kritik zu meiden, und dennoch ist fast jeder von uns kritisch! Wer findet Missbilligung nicht diktatorisch und schmerzlich? Verdammt wenige! Die meisten von uns reagieren darauf, indem sie sich verteidigen und ihren Angreifer attackieren. Wir ziehen uns entweder zurück – oder wir bleiben und streiten wie der Teufel. Ja, vielleicht wenden wir sogar physische Gewalt an. Im besten Fall gehen diese Beziehungen auseinander und enden mit Scheidung; im schlimmsten Fall geht das Drama weiter! Kritik umfasst üblicherweise zwei Elemente: (1) den anderen korrigieren und (2) dem anderen die Schuld geben. Schuldzuweisungen machen Kritik so destruktiv.

Konstruktive Kritik kommt ohne Schuldzuweisungen aus

Verwechseln Sie konstruktive Kritik nicht mit Schuldzuweisung. Kritik – das, was man unter „konstruktiver Kritik“ versteht – korrigiert den anderen, ohne ihm die Schuld für Fehler, die er gemacht hat, zu geben. Mit einer Schuldzuweisung verlangt man, dass der andere sich ändert, und man verurteilt den anderen für seine(n) Fehler. Konstruktive Kritik trägt manchmal dazu bei, eine Situation zu verbessern, während Schuldzuweisungen für gewöhnlich eine emotionale Belastung darstellen – die eine ungewollte Situation noch verschlimmert.

Marge, die sich nicht mehr darüber ärgerte, dass ihr Mann fünfhundert Dollar in einem Pokerspiel mit hohen Einsätzen verloren hatte, hatte zuerst gedacht: „Wie konntest du etwas so Dummes tun? Wir brauchen das Geld dringend, und du *darfst nicht* einfach zum Spaß an einem solchen Pokerspiel teilnehmen!" Sie dachte, das wäre konstruktive Kritik, weil sie Joe zeigen würde, dass (1) er sich dumm verhielt, (2) sie die fünfhundert Dollar, die er verloren hatte, gebraucht hätten und (3) er *vorzugsweise* Spielen mit hohen Einsätzen widerstehen sollte. Als sich ihre Wut legte, erkannte sie, dass Joe ihr die „konstruktive" Kritik übel nahm, obwohl sie faktisch zutreffend war. Also verzichtete sie auf Wut und Schuldzuweisungen und drückte konstruktiv ihre Wertschätzung darüber aus, dass Joe ihr das Sporttauchen erspart hatte, das sie für gefährlich hielt. Später diskutierte sie ruhig mit ihm und wies ihn auf die faktischen Nachteile des Glücksspiels hin.

Andererseits *kann* Kritik gelegentlich die Glaubwürdigkeit erhöhen, einer Beziehung Antrieb geben und eine interessante Perspektive verleihen, so dass die Beziehung „befriedigender" wird. Verwenden Sie *gelegentliche* Kritik – und auf konstruktive Weise.

Werfen wir noch einmal einen Blick auf unsere Vorschläge zu Richtlinie 2:

Zeigen Sie Ihrem Partner häufig, dass Sie ihn schätzen. Vermeiden Sie ständige Kritik. Danken Sie Ihrem Partner oft für kleine Dinge. Suchen, entdecken oder kreieren Sie Dinge, die Sie an Ihrem Partner wirklich schätzen. Sagen Sie sie ihm. Ehrlichkeit ist sehr wichtig. Meiden Sie den hauptsächlichen „Beziehungskiller" – Ihren Partner häufig zu kritisieren.

Ausschlaggebend ist, dass Sie Ihre Anerkennung sofort und häufig zum Ausdruck bringen. Die *Quantität* Ihrer Wertschätzungen ist wichtiger und wird mehr geschätzt als die Bedeutung oder „Größe" dessen, das Sie gelobt haben. Deshalb verwenden wir das Wort „häufig". Es ist auch wichtig, sich klar zu machen, dass Sie die Häufigkeit übertreiben und die gute Wirkung „zunichte machen" können.

Kritik durch Wertschätzung ersetzen

Wir wissen, was Sie denken. „*Wie* kann ich Kritik durch Wertschätzung ersetzen?" Indem Sie als Erstes Ihre Einstellung dazu ändern, selbst kritisiert zu werden. Dagegen wehren sich viele Menschen. Wenn Ihr Partner Sie kritisiert, sollten Sie davon ausgehen, dass er Ihnen helfen und nicht schaden möchte. Betrachten Sie Kritik als etwas Positives – als einen *Meinungsunterschied*, nicht als einen *Kampf* zwischen Ihnen beiden. Teds Frau Yolanta empfiehlt diese Art der Formulierung, weil sie es angenehm findet, wenn er sie bei ihr anwendet.

> Eines Tages, als Yolanta mit mir schimpfte, weil ich sie nicht voll und ganz verstand, dachte ich daran, defensiv „zu beweisen", dass ich sie doch verstand und dass sie mich nicht verstand. Doch dann hielt ich inne, weil mir klar wurde, dass sie eigentlich eine offene Kommunikation suchte, indem sie ihre Wut ausdrückte. Ich dankte ihr also dafür, dass sie mich an ihren Gefühlen teilhaben ließ, und wies darauf hin, dass dies ein guter Beitrag zu unserer Kommunikation und unserer Ehe sei.
>
> Yolanta war überrascht. „Warum magst du es, wenn ich wütend bin?", wollte sie wissen. Sie hatte von mir erwartet, es nicht zu mögen und mich zu wehren. „Weil deine Wut", erwiderte ich, „zu unserer Kommunikation gehört, einfach weil sie da ist – wie der Mount Everest für Sir Edmund Hillary da war. Ob sie mir gefällt oder nicht, sie ist Teil unserer Situation. Deine Wut ist etwas, mit dem wir *beide* lernen müssen, umzugehen." Yolantas Wutausbruch hatte mir gezeigt, wo sie emotional stand. Für mich war das von unschätzbarem Wert. Es machte mich auf Dinge, die ich tue und über die sie sich aufregt,

aufmerksam. Wenn ich diese Information offen – ohne Wut – akzeptiere, kann ich in Zukunft wahrscheinlich besser auf sie eingehen. Die Information, die mir durch ihre Wut vermittelt wurde, war also gut, auch wenn ich vorläufig nicht genau wusste, wie ich sie in die Tat umsetzen konnte.

Etwas zu entdecken, das man schätzt, bringt oft mit sich, etwas zu *kreieren*, das man schätzt. Was ich ablehnte war Yolantas Art, ihre Wut auszudrücken, nicht die Tatsache, dass sie vorhanden war. Sie war beschuldigend, anklagend und fordernd und ging selbstgerecht davon aus, dass es für meinen Standpunkt keinerlei Rechtfertigung gab! Nur *ihre* Position schien für sie begründet zu sein. Emotional gab es keinen Spielraum für meine abweichende Ansicht. Wie oben erwähnt, wünschte ich mir hauptsächlich eine Art der Kommunikation, bei der es möglich war, dass wir unsere Differenzen und Meinungsverschiedenheiten besprachen. Zuerst hat sie das überhaupt nicht zugelassen. Aber durch die Anwendung von Richtlinie 1 und 2 verwandte ich ihre Wut dazu, meine eigene Wut abzuwehren und eine Möglichkeit zu schaffen, gemeinschaftlicher und entgegenkommender zu kommunizieren. [TC]

Wenn Meinungsunterschiede etwas bewirken

Meinungsunterschiede sind ganz natürlich, weil sie von Natur aus bestehen. So wie es natürlich ist, dass zwei Menschen unterschiedlich groß sind, ist ein Unterschied in ihren Gedanken, Gefühlen und ihrem Verhalten ebenso „normal" und „natürlich". Wenn Ihr Partner Sie kritisiert und Sie der Kritik zustimmen, akzeptieren Sie die Tatsache – statt sich ihr zu widersetzen –, dass Sie anderer Meinung sind. Ja, Sie haben unterschiedliche Meinungen – welche zwei Menschen haben das nicht? Befreien Sie sich von Ihrem Groll über Ihre Meinungsunterschiede, akzeptieren Sie die Tatsache, dass es immer Meinungsunterschiede geben wird, dann wird es Ihnen leicht fallen, gute Dinge an Ihrem Partner zu entdecken und sie ihm mitzuteilen.

Hören Sie auf, sich selbst mit der Kritik Ihres Partners wie mit dem Messer zu stechen – und hören Sie auf damit, ihn zurückzustechen! Betrachten Sie Kritik als konstruktiven Vorschlag – auch wenn er nicht konstruktiv präsentiert wird –, den Sie und Ihr Partner in Erwägung ziehen können. Schieben Sie Ihr verletzliches Ego beiseite, ignorieren Sie einen eventuellen abfälligen Ton und denken Sie über die nützlichen Vorschläge nach, die vielleicht in der Kritik enthalten – und verborgen – sind. Wenn Sie den „Vorschlag" *ehrlich* gut finden, dann sagen Sie das. Wenn Ihnen der „Vorschlag" nicht gefällt, danken Sie Ihrem Partner für die gute Absicht, Ihre Beziehung zu verbessern.

Selbst nörgelnde Kritik kann eine gute Idee enthalten oder zumindest den Funken einer guten Idee. Wenn Sie es auf diese Weise betrachten, kann auch eine negative Bemerkung als Sprungbrett für Sie und Ihren Partner dienen. Die guten Absichten des Partners anzuerkennen, kann einige der Wogen glätten und dazu beitragen, dass er für Ihre eigenen Vorschläge empfänglicher wird.

Angenommen, Sie empfinden die Kritik Ihres Partners als arrogante Forderung. Eine Forderung, Ihr Verhalten zu ändern! Was dann? Wenn Sie klug sind, können Sie diese Forderung noch immer als einen *Vorschlag* betrachten, nach der „guten Idee" suchen, die hinter der Forderung verborgen sein mag, und diese „gute Idee" dann als eine *Möglichkeit* auffassen, die Sie eventuell in Erwägung ziehen. Wie heftig sie auch dargeboten werden mag, betrachten Sie sie als einen Vorschlag, den Sie annehmen – oder ohne Wut zur Kenntnis nehmen und schließlich ignorieren – können.

Wenn Sie Ihrem Partner gegenüber Kritik empfinden, räumen Sie wiederum ein, dass Sie vielleicht eine *abweichende Meinung* haben, statt Ihrem Partner *Vorwürfe* zu machen. Dann diskutieren und besprechen Sie, wie Sie beide mit diesem Meinungsunterschied umgehen können.

Wie können Sie zunächst Ihre eigene Reaktion ändern, wenn Sie Kritik empfinden? Beachten Sie, dass Sie neben Ihrer scharfen Kritik für gewöhnlich auch feindselige Gefühle verspüren. Diese sind auf zugrunde liegende Forderungen zurückzuführen, wie etwa: „Mein Partner versteht mich nicht so, wie er es eigentlich *sollte*!“ „Mein Partner stimmt mir nicht zu und unterstützt mich nicht, obwohl er das doch *müsste*!“

Diese Aussagen sind natürlich dumm und selbstschädigend. Wenn Sie und ich uns unterhalten, warum *müssen* Sie meine Äußerungen auf meine Weise verstehen! Antwort: Dafür gibt es keinen Grund. Wo steht geschrieben, dass Sie mir zustimmen *sollten*? Antwort: Nur in meinem Kopf! Tatsächlich werden Sie meine Äußerungen auf *Ihre* Weise verstehen – denn Sie können sich nur nach *Ihrem* Verständnis und *Ihren* Erfahrungen richten, wenn Sie in meiner Botschaft einen Sinn entdecken möchten.

Hier ist es wiederum sinnvoll, zwischen *Muss-Vorstellung* und *Wunsch* zu unterscheiden. Aus meiner Sicht ist es äußerst *wünschenswert*, dass Sie meine Aussagen auf meine Weise verstehen, aber es gibt keinen Grund dafür, dass Sie tun *müssen*, was ich mir wünsche. Beinahe jeder von uns tut etwas, das nicht wünschenswert ist, wie zum Beispiel rauchen, zu viel essen oder trinken, Dinge aufschieben oder anderen Vorwürfe machen. Sie sind noch immer normal, selbst wenn Sie nicht tun, was ich für wünschenswert halte. Wenn ich jetzt daran arbeite, *Sie* mehr zu akzeptieren, finde ich vielleicht eine Möglichkeit, Ihnen zu helfen, *meine* Aussagen besser zu verstehen.

Selbst wenn Sie meine Aussagen verstehen, heißt das nicht, dass Sie mir zustimmen müssen. Sie verstehen vielleicht beinahe alles, was ich sage – und stimmen kaum bei etwas zu. So können Sie eventuell verstehen, dass ich an Zeus glaube, ohne mir zuzustimmen oder zu widersprechen. Auf ähnliche Weise können Sie unterscheiden, ob Sie einen anderen verstehen und ihm, wenn Sie möchten, zustimmen oder widersprechen.

Kehren wir zu dem Problem zurück, dass Sie und ich eine ernsthafte Meinungsverschiedenheit haben und ich verlange, dass Sie meinen Ansichten *unbedingt* zustimmen *müssen*.

Warum müssen Sie? Dafür gibt es keinen Grund. Ebenso wie ich, haben Sie immer das Recht, Fehler zu machen.

Selbst wenn ich also Recht habe, gibt es keinen Grund dafür, dass Sie mir zustimmen *müssen*. Wenn es wahr wäre, dass Sie mir zustimmen *müssen*, würden Sie automatisch tun, was Sie offenbar tun müssen – zustimmen. Da Sie mir eindeutig nicht zustimmen, ist meine Überzeugung, dass Sie es *müssen*, offensichtlich unrealistisch. Es wäre besser, das zu akzeptieren, was ist – nämlich, dass Sie meiner Ansicht nicht zustimmen. Lassen Sie mich jetzt überlegen, was ich Vernünftiges in Bezug auf unsere Meinungsunterschiede tun kann.

Wieder zurück zu Ihnen und Ihrem Partner. Wenn Sie ihn kritisieren, bemühen Sie sich darum, zu erkennen, dass Ihre Kritik, wie sie auch lauten mag, im Grunde genommen Folgendes umfasst: (1) die implizite Aussage, dass Sie mit ihm verschiedener Meinung sind, und (2) die beharrliche Forderung, dass er einem edlen Menschen wie Ihnen *nicht* widersprechen *soll* oder *darf*! Anders ausgedrückt, Sie reagieren auf einen bestehenden Meinungsunterschied und verlangen, dass der Meinungsunterschied *nicht* bestehen *darf*! Das ist ein Widerspruch. Tun Sie Ihr Bestes, um zu erkennen, dass Ihr Partner *abweichender Meinung ist* und Sie *gegen* diesen Meinungsunterschied *protestieren*. Bemühen Sie sich darum, diese natürliche Verschiedenheit zu akzeptieren – statt gegen sie zu wettern. Es wird Ihnen wahrscheinlich nichts anderes übrig bleiben, als sich klar zu machen, wie verschieden Sie beide sind. Aber Sie können sich dafür entscheiden oder dagegen, mit dieser Verschiedenheit vernünftig umzugehen.

Ärger über das Rauchen

Heutzutage ärgern sich viele Menschen darüber, dass ihr Partner raucht, denn ihrer Meinung nach ist es lebensbedrohlich, ekelhaft, abstoßend, rücksichtslos, teuer usw., usw., usw. Al hat viele solcher Leute unter seinen Klienten:

Ich zeige Ihnen, dass es sehr einfach ist, Gründe zu finden, warum es unerwünscht ist und welche Nachteile es hat, wenn Ihr Partner raucht. Doch das bedeutet noch nicht, dass er dieses *unerwünschte* Verhalten *unbedingt* aufgeben *muss.* Mit dem Rauchen aufzuhören ist *äußerst wünschenswert* – vielleicht sogar lebensrettend –, aber nicht *unbedingt notwendig.* Den *meisten* dieser Nichtraucher kann ich letzten Endes helfen, sich nicht über ihren rauchenden Partner zu ärgern, aber nicht allen! Manche von ihnen bestehen ebenso beharrlich darauf, dass ihr Partner das Rauchen aufgibt, wie ihr Partner, weiterzurauchen. Zwei Verrückte – oder genauer gesagt, zwei Menschen, die sich häufig verrückt verhalten – und eine ziemlich lausige Partnerschaft! [AE]

Gute Absichten können als Kritik ausgelegt werden

Kehren wir zu Richtlinie 2 und dem Rat, „Zeigen Sie Ihrem Partner häufig, dass Sie ihn schätzen", zurück. Das ist nicht unbedingt das übliche menschliche Verhalten! Die meisten Menschen sind viel freizügiger mit ihrer Kritik als mit ihrer Wertschätzung. Ihre „gute Absicht", ihrem Partner zu helfen, wird häufig als „unfairer Angriff" betrachtet, gegen den man sich verteidigen muss. Emotional entfernen sich die Partner dann nur noch weiter voneinander.

Vielleicht haben Sie selbst schon bemerkt, dass Ihre scharfe – und häufige – Kritik nur qualvollen Widerstand erzeugt. Ihr Partner betrachtet sie womöglich als lieblose und ungebetene Absicht, über ihn zu bestimmen oder als eine Forderung nach Perfektion, die sein Recht, ein fehlbarer, unvollkommener Mensch zu sein, verletzt. Als Reaktion auf diesen „unfairen" Angriff fügt er sich eventuell nachgiebig Ihren Forderungen und hasst Sie und sich selbst dafür, ein „Feigling" zu sein. Oder er rebelliert hartnäckig und *verstärkt* das Verhalten, das Sie hassen – nur um Ihnen zu zeigen, dass Sie zweifellos Unrecht,

Unrecht, Unrecht haben. Ihre Kritik wirkt also Wunder, um mehr von dem, was Sie *nicht* wollen, „heraufzubeschwören" – mehr Zank und Streit!

Kritik ist für gewöhnlich unnötig, denn wenn Sie Ihrem Partner helfen möchten, sich zu ändern, gibt es andere Möglichkeiten dafür. Alternativen zur Kritik werden wir ausführlicher behandeln, wenn wir zu Richtlinie 3 und 4 kommen.

Beachten Sie, dass wir nicht gesagt haben, „kritisieren Sie nie". Unsere etwas realistischere Botschaft lautet: „Kritisieren Sie selten." Stattdessen zeigen Sie Ihrem Partner *häufig* Ihre Wertschätzung – vor allem, wenn es um Kleinigkeiten geht.

Denken Sie nochmals an unsere Schilderung von Frank und Frances und betrachten Sie Franks selbstschädigende *Muss-Vorstellung*: „Ich muss ehrlich zu Frances sein und sie dazu bringen, gründlich nachzudenken – was sie ohnehin *sollte* –, bevor sie ihren dummen Mund aufmacht!" Dann nahm er sie mit seiner „ehrlichen" und „richtigen" Meinung unter Beschuss. Obwohl er häufig nur „die besten Absichten" hatte, hörte sie nur seine „schlimmsten". Die Botschaft, die sie empfing („Ich kann nichts richtig machen!"), war *nicht* die Botschaft, die er senden wollte! Ihren Partner zu kritisieren, egal wie gut Ihre Absichten sein mögen, kann eine recht gefährliche Taktik sein. Passen Sie auf! Überlegen Sie gut, bevor Sie etwas sagen.

Nachdem Frank sich an Richtlinie 1 gewöhnt hatte, fand er Richtlinie 2 erstaunlich einfach. Bevor es ihm gelungen war, Frances zu akzeptieren, „*wie sie ist*", fand er nur wenig an ihr, das er schätzte. Wenn sie einen Vorschlag machte, der ihm nicht gefiel, antwortete er sofort: „Was für eine blöde Idee!" Wie Sie sich vorstellen können, kam diese Aussage wie der sprichwörtliche „Bleiballon" an. Frank glaubte irrtümlich: „Ich *muss* ehrlich mit Frances sein und sie dazu bringen, dass sie nachdenkt, bevor sie sich so dumm verhält!" Für gewöhnlich schloss sie daraus: „Er respektiert weder meine Meinung noch *mich*. Ich hasse es, wenn er mich herabsetzt! Ich *ertrage es nicht*! Ich *muss* diese Ehe beenden! Ich kann ihm nichts recht machen, und das *müsste* ich doch! Wenn ich bleibe, bin ich ein Schwächling!“ Statt darüber nachzudenken, ob ihr Vorschlag, den sie Frank machte, vielleicht mangelhaft war, war sie wütend und meinte, sie *müsse* daran festhalten und „beweisen“, dass er richtig war.

Nachdem er sich an Richtlinie 1 hielt und Frances akzeptierte, „wie sie ist“, erkannte Frank den Wert von Richtlinie 2 und fragte manchmal diplomatisch: „Bist du sicher, dass ich das tun soll?“ Frances hielt inne, dachte laut darüber nach und stimmte ihm für gewöhnlich zu, ohne dass er noch etwas sagen musste. In diesem neuen Licht war es einfach für Frank, Frances ehrlich für ihre Intelligenz zu loben. Wenn er das tat, fühlte sie sich ernst genommen, und er genoss die Beziehung mit ihr. Er begann, sich selbst und anderen Leuten zu sagen: „Weißt du, ich habe eine sehr intelligente Frau.“ Jetzt entdeckte er viele Dinge an Frances, die er schätzte, und war stolz auf viele ihrer Taten.

Wie Frank können Sie Ihre eigene Methode erfinden, Ihrem Partner Ihre Wertschätzung zu zeigen. Bedienen Sie sich dieses Buchs, anderer Quellen oder Ihres eigenen Einfallsreichtums.

Als Frank die Rational-Emotive Verhaltenstherapie und die ersten beiden Kommunikationsrichtlinien einsetzte, trug er dazu bei, dass seine Frau sich geschätzt statt kritisiert fühlte und sich häufig seinem Standpunkt annäherte. Überraschenderweise nähern sich die Menschen für gewöhnlich *Ihrem* Standpunkt, wenn Sie ehrlich an deren Standpunkt interessiert sind. Warum? Weil sie durch Ihr Interesse an deren Standpunkt Ihrer Meinung mehr Vertrauen entgegenbringen. Sie *übernehmen* vielleicht nicht Ihren Standpunkt, aber sie bewegen sich eher in Ihre Richtung. Auf diese Weise beeinflussen Sie sie positiv und ohne Zwang.

Es gibt fast immer eine schätzenswerte Kleinigkeit

Richtlinie 2 umfasst Folgendes: „Suchen, entdecken oder kreieren Sie Dinge, die Sie an Ihrem Partner wirklich schätzen.“ Es kann helfen, wenn Sie nach irgendeinem *Vorteil*, in dem, was

Ihr Partner sagt und tut, suchen – egal wie „falsch“ oder „schlecht“ seine Aussage oder sein Handeln zunächst scheinen mögen. Selbst wenn der Vorteil, den Sie entdecken, gering ist, betonen Sie ihn. Jede Situation bietet sowohl Vor- als auch Nachteile. Suchen Sie nach den Nachteilen eines „falschen“ Verhaltens, aber *beschließen* Sie, sich auf die Vorteile zu konzentrieren, egal wie gering sie sein mögen.

Ted beschreibt sein erstes Ehejahr mit Yolanta:

> Manchmal wurde sie ärgerlich oder sogar richtig wütend. Ich wollte und mochte ihre Wut nicht, und meine erste innerliche Reaktion war, mich zu verteidigen und zu rechtfertigen. „Wenn ich nichts falsch gemacht habe, *darf* sie sich einem unschuldigen Kerl wie mir gegenüber *nicht* so verhalten!“ Gemäß Richtlinie 2 war ich dennoch entschlossen, eine ehrliche Antwort zu finden, von der sie profitieren würde.
>
> Ich schob die erste Antwort beiseite, die mir in den Sinn kam und die lautete: „Es gibt keinen Grund für dich, so wütend zu sein, Liebling. Ich finde nicht, dass ich mich so schlecht benommen habe.“ Stattdessen suchte ich nach einem guten Argument Yolantas, das ich loben konnte. Zum Beispiel: „Es kann gut sein, dass du Recht hast mit dem, was du sagst. Meistens erkennst du meine Fehler ganz gut.“ Dann baute ich die guten Argumente, die ich entdeckte, weiter aus. Ich wählte diese Art von positiver Antwort statt der ersten negativen, nach der mir anfangs zumute war.
>
> Für gewöhnlich konnte ich beinahe sofort eine positive Antwort finden. Doch gelegentlich dauerte es mehrere Tage, bis ich etwas fand, das ich an Yolantas Kommentaren würdigen konnte. Nach einer solchen Verzögerung brachte ich die Situation, über die sie wütend war, nochmals zur Sprache und tröstete sie mit meiner Wertschätzung. Im Laufe der Zeit wurde ich geschickter darin, schätzenswerte Dinge zu finden, brachte sie früher zur Sprache, und Yolanta wurde weniger feindselig. Ich

begann sie eindeutig dahin gehend zu beeinflussen, meinem Standpunkt aufgeschlossener gegenüberzustehen.

Als ich über Yolantas wütende Angriffe nicht mehr schockiert war und sie akzeptierte, „wie sie ist" – statt ihr wegen ihrer „gemeinen" Art Vorwürfe zu machen –, konnte ich mich darauf konzentrieren, ihr meine Wertschätzung zu zeigen. „Ich möchte nicht, dass wir etwas voreinander verbergen." Indem ich mich selbst daran erinnerte, wie sehr ich eine offene Kommunikation begrüßte, konnte ich mich dazu bringen, etwas an Yolantas Verhalten zu entdecken, das ich schätze.

Denken Sie daran, dass der fünfte und sechste Satz von Kommunikationsrichtlinie 2 („Suchen, entdecken oder kreieren Sie Dinge, die Sie an Ihrem Partner wirklich schätzen") lauten: „Sagen Sie sie" und „Ehrlichkeit ist sehr wichtig".

Wenn Ihnen ehrliche Worte der Wertschätzung einfallen, kann es manchmal unangemessen scheinen, sie auszusprechen. Fassen Sie sich kurz und sagen Sie sie trotzdem. Das erhöht die Häufigkeit, mit der Sie Ihre Wertschätzung ausdrücken. Und wenn es sich um eine Überraschung handelt, gut! [TC]

Zwischen Wertschätzung und Schmeichelei unterscheiden

Ehrliche Wertschätzung bedeutet, dass Sie etwas Gutes oder Nettes über eine Person sagen, das zutrifft. Der Mensch hat etwas getan, und Sie erwähnen, was er getan hat und dass Sie es gut finden. *Schmeichelei* ist, wenn Sie übertreiben, wie gut es ist, was er getan hat, oder wenn Sie übertreiben, wie „großartig" dieser Mensch ist, weil er es getan hat.

Ben war einer von Als Klienten, der es mit Schmeichelei versuchte, wenn er sich schuldig fühlte. Als er seinen Freund zu einem teuren Mittagessen einlud, sagte er seiner Frau Martha nichts davon. Stattdessen suchte er bewusst nach Dingen, mit denen er ihr schmeicheln konnte. Am selben Tag, an dem er sich das teure Mittagessen gegönnt hatte, fand er Marthas Haarschnitt „hinreißend" – es war nur ihr üblicher Schnitt. Überschwänglich dankte er ihr dafür, dass sie sich die Haare hatte schneiden lassen und wie „unglaublich" sie damit die Freunde, die sie am nächsten Abend treffen sollten, beeindrucken würde. Das Abendessen – das sie schnell zusammengewürfelt hatte – fand er „toll und unübertroffen". Martha gefiel diese Schmeichelei anfangs, aber sie war misstrauisch. Schließlich gab er zu, dass er Ed zu einem sehr teuren Mittagessen eingeladen hatte.

Verwechseln Sie Ehrlichkeit nicht mit plumper Schmeichelei. Schmeichelei ist und erweist sich für gewöhnlich als unaufrichtig. Ehrlichkeit ist weit besser, besonders wenn sich Ihre ehrliche Wertschätzung auf etwas Bestimmtes bezieht. Statt vage Schmeichelei zu verwenden, wie „Du bist wunderbar", drücken Sie sich genauer aus: „Mir gefällt deine Leidenschaft, mit der du dich ausdrückst." (Vorausgesetzt, dass Ihnen die Leidenschaft Ihres Partners *wirklich* gefällt.)

Der letzte Satz von Richtlinie 2, an den Sie sich erinnern werden, lautet: „Meiden Sie den hauptsächlichen Beziehungskiller – Ihren Partner häufig zu kritisieren." Das bringt uns zu der wichtigen Frage, was Sie noch – neben dem Ausdruck Ihrer Wertschätzung – tun können, statt Ihren Partner zu kritisieren. Die nachfolgenden Richtlinien helfen, diese Frage zu beantworten.

7

Richtlinie 3: Beweisen Sie bei Ihrer Kommunikation Integrität

Wie Ihnen Ehrlichkeit zugute kommt

Beweisen Sie bei Ihrer Kommunikation Integrität. Seien Sie ehrlich, was Überzeugungen und Aussagen betrifft, die Ihren eigenen Ansichten über das, was gerade passiert, widersprechen. Wenn Ihr Partner Recht hat, geben Sie es zu. Seien Sie beide ehrlich und taktvoll. Lassen Sie unterschiedliche Meinungen zu. Vereinbaren Sie, einander nicht für Ihre Ehrlichkeit zu bestrafen, wie Sie das jetzt vielleicht tun. Vereinbaren Sie, ehrlich zu sein und dem anderen seine Ehrlichkeit „zu erlauben".

Bevor er dieses Kapitel schrieb, bekam Ted unerwartet Besuch von einem alten Freund.

„Du hast mir beigebracht, ehrlich zu sein", erzählte er mir. „Wie habe ich denn das gemacht?", fragte ich überrascht. Er holte sein Exemplar dieser Richtlinien hervor und wies auf Richtlinie 3 hin. Das war das erste Mal innerhalb von zehn Jahren, dass er etwas über die Sieben Richtlinien sagte. Ihm gefiel diese Richtlinie, und er beschloss, daran zu arbeiten, ehrlicher zu werden. Aufgrund von Richtlinie 3, so sagte er, verfolgt er jetzt entschlossener das, was er will, und er bestätigt sich selbst darin, ohne dass es ihm peinlich ist. Statt anderen falsche Bescheidenheit vorzuspielen, wie zuvor, gesteht er sich bereitwillig und voller Vergnügen ein, für wie gut er sich hält. Im Wesentlichen hält er sich an die Ansicht von George Bernard Shaw: „Ich finde, dass ich gut bin, warum es also nicht zugeben." Er fühlt sich jetzt emotional freier. [TC]

Die meisten Formen der Psychotherapie befürworten Ehrlichkeit, besonders in Bezug auf seine eigenen Gedanken und Gefühle. Wer sind Sie, wenn Sie Ihre Gefühle verbergen oder vorgeben, „etwas zu fühlen", das Sie gar nicht fühlen? Gewiss nicht Sie selbst! Unsere Ansicht entspricht in etwa Shakespeares „Dir selbst sei treu" und der Aussage: „Und wenn wir uns irrten, gaben wir es sofort zu."

Wie können Sie etwas fühlen, das Sie nicht wirklich empfinden? Genau! Die Antwort lautet „ganz einfach", wenn ich das soll. Wenn Sie sich traurig fühlen, aber Sie sollten sich glücklich fühlen, dann täuschen Sie einfach Fröhlichkeit vor.

Viele Therapien schmuggeln Soll- und Muss-Vorstellungen ein

Viele Psychotherapien sind allerdings unehrlich, indem sie ihre eigenen *Soll- und Muss-Vorstellungen* einschmuggeln und damit verhindern, dass die Klienten ihre Ansprüche an sich und andere erkennen und reduzieren. Al bemerkte Folgendes, als er als Therapeut an der Columbia Universität geprüft wurde:

Donald war ein sechzehnjähriger Klient. Er hatte einen IQ von gerade 100, stammte aber aus einer äußerst intelligenten und erfolgreichen Familie. Seine Mutter, sein Vater, seine Onkel und Tanten meinten alle, er müsse in der Schule hervorragende Leistungen erbringen, und er stimmte ihnen zu. Ergebnis: Trotz seiner Bemühungen in der High School (in der privilegierten Gemeinde Scarsdale, New York) bekam er kaum einmal eine bessere Note als eine Zwei, meistens eine Drei, und in Mathematik fiel er ständig durch. KEINE Chance, in Harvard aufgenommen zu werden! Donald war schwer depressiv.

Ich erkannte schnell, dass Donald und seine engen Verwandten unrealistische akademische Ziele für ihn hatten und dass ihm besser damit gedient sei, etwas Einfacheres anzustreben – vielleicht Automechaniker zu werden, was ihn sehr interessierte.

Leider richtete sich die klinische Psychologie-Abteilung an der Columbia-Universität damals sehr stark nach Carl Rogers und seiner nicht-direktiven Therapie, besonders mein Inspizient. Ich konnte Donald, geschweige denn seinen Eltern, gar nicht so einfach von seinen hochfliegenden Ambitionen abraten. Ihn indirekt zu fragen, was er in Bezug auf seine Pläne und kläglich daran zu scheitern empfand, brachte uns beide nicht weiter. Nachdem ich in mehreren Sitzungen mit Donald die rogerianische nicht-direktive Therapie vergeblich angewandt hatte und sah, wie er sich selbst immer mehr hasste und Selbstmordgedanken hegte, wurde ich direkter. Ich lobte ihn dafür, wie geschickt er darin war, Autos zu reparieren und Fußball zu spielen, und zeigte ihm, dass er keine guten Noten bekommen und Steuerberater oder Anwalt werden musste. Ich drängte ihn dazu, selbst nachzudenken, statt sich das Leben schwer zu machen, um den Ansichten seiner Familie über Erfolg gerecht zu werden. Gut! Nachdem ich Donald einen weiteren Monat behandelt und in einer Sitzung seinen Eltern ehrlich die

Tatsachen des Lebens mitgeteilt hatte, half ich ihm dabei, auf eine Handelsschule zu wechseln, Scham und Depressionen aufzugeben sowie sich voller Begeisterung auf die ersten Ausbildungsstunden als Mechaniker zu freuen. Selbst mein Inspizient war höchst erfreut über dieses Resultat, aber ich machte ihn glauben, dass dies zum Teil auf die nicht-direktive Therapie zurückzuführen sei. Nachdem ich meinen Doktor der Philosophie an der Columbia gemacht hatte, erzählte ich meinem Inspizienten die ganze Wahrheit und brachte ihn sogar ein wenig von der rogerianischen nicht-direktiven Therapie ab.

Ein ganz ähnlicher Fall ereignete sich beinahe ein Jahrzehnt später, als ich bereits als Psychoanalytiker arbeitete. Ich erforschte wieder ganz passiv das dringende Bedürfnis der 27-jährigen Zahnärztin Marion, geliebt zu werden. *In Ihrem Beruf* war sie ehrlich zu ihren Patienten, sagte ihnen klipp und klar, was mit ihren Zähnen zu tun sei und hielt sie rigoros dazu an, auf ihre Zahnpflege zu achten. Manche ihrer Patienten lehnten ihre grobe Art ab und wechselten zu sanfteren und netteren Ärzten. Hat sie daraufhin ihre strenge Art gelockert? Keinen Millimeter!

Erstaunlicherweise war Marion *sozial* „bedürftig“. Sie brauchte oder glaubte zumindest, die Liebe und Zuneigung ihrer Eltern, ihres Ehemanns, ihrer Freunde und einfach eines jeden zu brauchen. Ihre sozialen Gedanken, Gefühle und Handlungen waren kaum ihre eigenen, sondern sie lechzte nach Liebe und passte sich wie ein Chamäleon an.

Mit Hilfe der Psychoanalyse zeigte ich Marion auf, wie sie als Kind „unbedingt“ ihre Mutter, die ganz besessen von ihrem Vater war, für sich gewinnen wollte; wie sie als Ausgleich dafür, dass sie nicht so hübsch wie ihre Schwester war, die Liebe ihrer Schwester gewinnen „musste“; und wie sie „gezwungen“ war, die Anerkennung der anderen Jungs und Mädchen zu bekommen, weil sie meinte, nicht so klug zu sein wie sie, und befürchtete, dass man sie im Stich lassen würde. Marion konnte klar die Gründe für ihr „Lechzen nach Liebe" erkennen, aber wie das bei der Psychoanalyse so oft der Fall ist, half ihr diese Erkenntnis nicht dabei, ihr chamäleonartiges Verhalten aufzugeben.

Da die Psychoanalyse nicht funktionierte, riskierte ich wieder einmal die direktive und philosophische Methode. Mehrere Wochen lang machte ich Marion die Nachteile ihres Strebens nach Anerkennung klar. Heftig bestritt ich ihre irrationalen Überzeugungen (iBs), dass sie ganz allein wäre, wenn sie anderen zeigen würde, was sie wirklich denkt und fühlt. Ich gab zu, dass es wunderbar ist, von anderen geliebt zu werden, aber dass es viel befreiender wäre und weniger Ängste verursachen würde, sich unabhängig davon selbst zu mögen. Sie stimmte zu, als Hausaufgabe daran zu arbeiten, nicht mehr zu tun, was ihre Eltern von ihr erwarteten, und Freunde zu treffen, die ihr Mann nicht billigte.

Wissen Sie, was passierte? Meine aktiv-direktiven Methoden funktionierten bald viel besser bei Marion als meine passiveren psychoanalytischen Methoden. Innerhalb der nächsten zwei Monate wurde sie beinahe so entschlossen und streng zu ihren Freunden und Verwandten, wie sie es zu ihren Patienten in ihrer Praxis gewesen war. Ja, sie verlor ein paar ihrer Freunde, die immer noch verlangten, dass sie sich unterordnet, aber nur wenige. Und zum ersten Mal in ihrem Leben begann sie, sich ihrer selbst anzunehmen. Sie gab ihr Lechzen nach Liebe auf, mochte ihre neue, entschlossene Art und fand es enorm befreiend, sie selbst zu sein.

Marion und ich stellten zu unserer eigenen Überraschung fest, dass ihre Beziehung zu ihrem Mann sich sogar besserte, als sie ehrlich zugab, wenn sie anderer Meinung war, und nicht nachgab und einige Freundinnen traf, die er ablehnte. Anfangs war Jerry ein wenig feindselig und distanziert, was ihre neue Entschlossenheit betraf. Doch dann erkannte er, dass er im Gegenzug

dazu, dass Marion ihren Mund hielt, wenn sie anderer Meinung war, und vorgab, immer alles so machen zu wollen, wie er es haben wollte, selbst auf dünnem Eis wandelte, indem er einige seiner eigenen Wünsche verbarg. Jerry wollte vor allem mit seiner Exfreundin Liz befreundet sein. Er hatte diese Freundschaft aufgegeben, als er Marion traf, und hatte sich selbst seither kein offenes Gespräch mehr mit Liz erlaubt. Jetzt, da Marion ganz sie selbst war und er erkannte, dass er das akzeptieren konnte, wurde ihm klar, dass sie wahrscheinlich auch damit umgehen konnte, wenn er mehr er selbst war. Also versuchte er es, traf sich ein paar Mal mit Liz zum Abendessen, und es funktionierte. Er und Marion waren imstande, sich einander und sich auch sich selbst gegenüber mehr zu öffnen.
Infolge meiner Arbeit mit Marion und zahlreichen anderen Klienten, die ich mehr aktiv-direktiv behandelte, bezeichnete ich mich ab Anfang 1953 nicht mehr als Psychoanalytiker, sondern begann, mehr zu experimentieren und andere Therapieformen zu erforschen. Im Januar 1955 war ich auf dem Weg, die REVT zu kreieren! [AE]

Ted erzählt eine Geschichte über Ehrlichkeit

Es ist schwer, dem Standard absoluter Ehrlichkeit gerecht zu werden, wie Ted aus eigener Erfahrung lernte:

Eines Tages, einige Zeit bevor ich die REVT kennen lernte, beschloss ich, einen ganzen Tag lang damit zu experimentieren, absolut ehrlich zu sein. Meine Absicht hielt ungefähr bis Mittag. Ein Freund zeigte mir seine neu ausgemalte Küche. Mir gefiel weder die Farbe noch die Arbeit des Malers, aber ich brachte es nicht übers Herz, ihm das zu sagen. Ich wollte ihn nicht enttäuschen, also erzählte ich ihm eine Notlüge.

Aus dieser Erfahrung lernte ich, dass hundert Prozent Ehrlichkeit nicht immer die beste Politik ist, denn manchmal möchte ich die Gefühle eines anderen respektieren, statt ihn entsprechend meiner „ehrlichen“ Ansicht zu „belehren“.

Ich fand es auch seltsam und unangenehm, mich wie ein Fünfjähriger zu fühlen, wenn ich mich dazu zwang, hundert Prozent ehrliche Antworten zu geben. Als ich mein Experiment mit der Ehrlichkeit zu Mittag aufgab, war es angenehm, mich wieder wie ein Erwachsener zu fühlen.

Als ich über diese Erfahrung nachdachte, wurde mir klar, dass ich in Bezug auf Ehrlichkeit noch einiges zu lernen hatte, was immer das auch sein mochte. Wenn die Menschen wütend oder feindselig sind, dann befinden sie sich für gewöhnlich auch ein wenig oder sehr im Irrtum. Während sie wütend sind, leugnen sie dogmatisch jegliche Möglichkeit, sich zu irren. Die wichtigste Fertigkeit, die es in Richtlinie 3 zu lernen gilt, lautet: Seien Sie ehrlich, was Überzeugungen und Aussagen betrifft, die Ihren eigenen Ansichten darüber, was gerade passiert oder was Tatsache ist, widersprechen, und passen Sie Ihre Position entsprechend an.

Machen Sie das sogar bei kleinen Dingen, wie beim folgenden Beispiel: Ich rief einen Freund an, aber es hob keiner ab. „Oh“, dachte ich, „keiner zu Hause.“ Dann dachte ich über meine Gedanken nach. „Ich *weiß* nicht wirklich, dass keiner zu Hause ist. Das Einzige, das ich mit Sicherheit weiß, ist, dass keiner abgehoben hat. Mein Freund könnte im Bad sein und nicht abheben können oder er könnte im Garten sein und das Telefon nicht hören.“

Anhand des Beispiels mit dem Telefon begann ich, meine dogmatischen Aussagen in Bezug auf „Gewissheit“ etwas vorsichtiger in Möglichkeiten umzuwandeln. Daraufhin erkannte ich, dass mein Leben viel mehr kreative Möglichkeiten bot, als ich mir je vorgestellt hatte. Zu meiner Überraschung steigerte sich meine Kreativität. Ich wurde viel offener für meine eigenen möglichen Fehler und für die abweichenden Meinungen anderer. [TC]

Soll- und Muss-Vorstellungen erfordern Unaufrichtigkeit

Sein nächstes Abenteuer mit der Ehrlichkeit hatte Ted, als er die Rational-Emotive Verhaltenstherapie erforschte.

Als ich meine *Soll- und Muss-Vorstellungen* aufgab, wurde es einfacher, ehrlich zu sein. Viel einfacher! Manchmal biete ich an, einkaufen zu gehen. Um mir Zeit zu sparen, sagt Yolanta oft: „Ted, du musst nicht einkaufen gehen. Ich kann gehen.“ Ich stimme ihr zu: „Du hast Recht. Ich *muss* nicht gehen. Ich *möchte* gehen.“ Bevor ich über *Soll- und Muss-Vorstellungen* Bescheid wusste, hätte ich argumentiert: „Doch, ich *muss* gehen, weil …“ Jetzt diskutieren wir vielleicht kurz darüber, weil jeder von uns gehen kann. Manchmal einigen wir uns darauf, dass ich gehe; manchmal einigen wir uns darauf, dass sie geht; manchmal einigen wir uns darauf, dass wir gemeinsam gehen. Ohne *Soll- und Muss-Vorstellungen* ist das eine angenehme Konversation, kein Ärgernis. Diese scheinbar kleine Änderung unserer Ausdrucksweise macht doch so einen großen Unterschied darin, wie wir kommunizieren. [TC]

Gefühle wahrnehmen

Als ich meine Gefühle und die damit verbundenen Überzeugungen erforschte, stellte ich den Kontakt zu meinen Gefühlen wieder her, den ich als Teenager weitgehend verloren hatte. Ich fand Gefühle verwirrend, bis ich erkannte, dass diese Verwirrung auf *Soll- und Muss-Vorstellungen* zurückzuführen war. Ich dachte, ich „sollte“ etwas fühlen, was ich in Wirklichkeit meistens aber nicht fühlte. Dass ich beispielsweise etwas bedauern oder mich traurig fühlen sollte, wenn ich nichts bedauerte oder mich nicht traurig fühlte. Ich sollte mich kompetent fühlen, wenn ich mich eigentlich unzulänglich fühlte. Ich hatte mir beigebracht, diese Gefühle vorzutäuschen, weil dies gesellschaftlich „sicher“ oder „richtig“ schien.

Bei meiner Erforschung von Soll- und Muss-Vorstellungen habe ich entdeckt, dass diese Forderungen einen gewissen Grad an Unehrlichkeit erfordern. Soll- und Muss-Vorstellungen erfordern häufig, etwas vorzutäuschen, das gar nicht so ist, und zu verbergen, was Tatsache ist. Die Kombination aus Vortäuschen und Verbergen ist ein Grundmuster für neurotisches Verhalten.

Als ich mit Hilfe der REVT meine Muss-Vorstellungen wieder in Präferenzen umwandelte, konnte ich tatsächlich meine Gefühle wahrnehmen, ohne vorzugeben, sie zu spüren. Ich spürte Bedauern, wenn mir etwas Leid tat, oder Freude, wenn ich mich freute. Die meiste Zeit musste ich nicht verbergen, was ich wirklich fühlte, und konnte anderen meine wahren Gefühle zeigen. Auch meine abweichende Meinung musste ich nicht zwangsläufig „mitteilen“ oder verbergen. Unter Zwang haben wir keine Wahl. Mit der REVT lernte ich jedoch, dass ich sehr wohl die Wahl hatte, meine Gefühle auszudrücken oder nicht. Ich suchte nach dieser Wahlmöglichkeit und fand sie.

Ihre Muss-Vorstellungen aufzugeben, um ihre wahren Gefühle zu spüren, erfordert etwas Übung. Die REVT zeigte mir im Laufe der Zeit, dass es eine klare Verbindung zwischen meinen Gedanken und Gefühlen gibt. Diese Verbindung ermöglichte es mir wiederum, die Gedanken und Gefühle anderer besser zu verstehen. Sie half mir auch dabei, meine eigene Angst davor zu überwinden, offen über Meinungsunterschiede und Unstimmigkeiten zu sprechen. [TC]

Al berichtet Folgendes über Bart und Marie

Teds Probleme, zu sich selbst ehrlich zu sein, wenn er an seinen Muss-Vorstellungen festhält, zeigen sich auch bei vielen meiner Klienten. Bart glaubte beispielsweise, dass er seine Frau Marie jederzeit innig lieben muss, selbst wenn sie sich ihm gegenüber gemein verhält. Also belog er sich selbst, dass ihre Gemeinheit faszinierend sei, und er belog Marie, dass es ihm überhaupt nichts ausmache. Als sie ihm in böser Absicht ein lausiges Essen zubereitete, da er es „verdiente", weil er ihr zu wenig Aufmerksamkeit schenkte, tat er sie als „süßes" Kind ab und gab vor, dass ihm das Essen schmecken würde. Marie meinte, er *sollte* sie immer voll und ganz beachten, und fand, ihm absichtlich ein schlechtes Essen zuzubereiten sei eine gute Idee, um diesem unaufmerksamen Mistkerl eine wohlverdiente Lektion zu erteilen und ihn dazu zu bringen, rücksichtsvoller zu sein.

Als ich Bart klar machte, dass er das Bedürfnis hatte, zu Marie immer liebevoll zu sein, selbst wenn sie ziemlich gemein war, wandelte er dieses Bedürfnis in eine Vorliebe um, gab sich selbst gegenüber ehrlich zu, dass er sie in solchen Augenblicken einen Moment lang hasste, und weigerte sich von nun an, das lausige Gericht zu essen, das sie ihm absichtlich auftischte. Er bemerkte nur: „Du kochst normalerweise viel besser. Vielleicht esse ich später etwas."

Als er dies zum ersten Mal tat, wurde Marie nur noch wütender und gemeiner und erwiderte: „Oh, hast wohl deinen Appetit verloren, was? Geschieht dir recht, so wie du mich ignorierst!" Das brachte ihr natürlich noch weniger Aufmerksamkeit ein, da Bart sich zurückzog, um zu lesen, und sich später eine Kleinigkeit zu essen machte.

Als ich Marie klar machte, dass sie ein *dringendes Bedürfnis* – neben ihrem normalen Wunsch – nach Barts voller Aufmerksamkeit hatte, weigerte sie sich zunächst, es zu ändern, und hielt hartnäckig daran fest, dass es normal sei und alle Ehefrauen es hätten. „Das stimmt vielleicht“, antwortete ich. „Aber was bringt ihnen das, wenn ihre Ehemänner nun einmal nicht aufmerksam sind?“ „Gar nichts“, erkannte sie schließlich und begann, ihr *Bedürfnis* in eine starke *Präferenz* umzuwandeln. Sie änderte ihre Einstellung und ihr Verhalten, und wenn Bart in seine eigenen Angelegenheiten vertieft und ihr gegenüber unaufmerksam war, zwang sie sich dazu, netter als gewöhnlich zu sein, bereitete ihm ein außergewöhnlich gutes Essen und erzählte ihm von ihren Problemen, die nichts mit ihm zu tun hatten. Wie Sie sich denken können, funktionierte das häufig (wenn auch nicht immer).

Bart und Marie reduzierten ihre Forderungen, waren ehrlicher miteinander und zu sich selbst und fanden in ihrer Beziehung mehr und mehr das, was sie sich wünschten. [AE]

Wenn Ihr Partner etwas „zugibt“, das Sie nicht mögen, danken Sie Ihrem Partner für seine Ehrlichkeit, statt ihn zu bestrafen. Denken Sie daran, dass Sie einfach nur anderer Meinung sind als Ihr Partner. Arbeiten Sie ernsthaft daran, folgenden Teil von Richtlinie 3 anzuwenden: Vereinbaren Sie, einander nicht für Ihre Ehrlichkeit zu bestrafen, wie Sie das jetzt vielleicht tun. Vereinbaren Sie, ehrlich zu sein und dem anderen seine Ehrlichkeit „zu erlauben“.

Im nächsten Kapitel befassen wir uns damit, Meinungsunterschiede und Unstimmigkeiten zu besprechen.

8

Richtlinie 4: Besprechen und erforschen Sie Meinungsunterschiede mit Ihrem Partner

Wie Sie eine positive Lösung für beide Seiten erreichen

Besprechen und erforschen Sie Meinungsunterschiede mit Ihrem Partner. Gehen Sie Unstimmigkeiten mit Ihrem Partner auf den Grund, um eine für beide Seiten vorteilhafte Lösung zu finden, ein Ergebnis, bei dem Aspekte beider Standpunkte akzeptiert werden, oder um einander zuzustimmen oder zu widersprechen. Seien Sie zu Kompromissen bereit, ohne vorzugeben, dass Sie zustimmen, wenn Sie in Wahrheit gar nicht zustimmen.

Zu einem Konflikt mit einem anderen Menschen kommt es, wenn Sie beide widersprüchliche Wertvorstellungen haben. Wir nähern uns einer für beide Seiten vorteilhaften Lösung, wenn wir die Meinungsunterschiede in Bezug auf unsere widersprüchlichen Wertvorstellungen erfolgreich miteinander besprechen. Wir erreichen eine für beide Seiten vorteilhafte Lösung, wenn wir die Meinungsunterschiede in Bezug auf unsere widersprüchlichen Wertvorstellungen akzeptieren.

Nur wenige Menschen sind bereit, Peace Pilgrims goldene Regel zur Lösung von Konflikten zu befolgen: „Machen Sie sich zum Ziel, den Konflikt zu lösen, nicht einen Nutzen daraus zu ziehen." Für jene, die beschließen, diesem Rat zu folgen, ist das eine einfache, brauchbare Methode. Die meisten Menschen haben jedoch das Ziel, einen Nutzen aus der Sache zu ziehen, was ihnen anscheinend wichtiger ist, als den Konflikt zu lösen. Unser Vorgehen ist ebenfalls einfach: Besprechen Sie Dinge, über die Sie unterschiedlicher Meinung sind und die Ihnen oder Ihrem Partner wichtig sind.

Peace Pilgrim (ihr legaler Name) war eine energische ältere Dame, die quer durch die Vereinigten Staaten marschierte und ihre Lehren über Frieden für diese Welt verbreitete. (Wenn Sie sich näher über sie informieren möchten, schreiben Sie an Friends of Peace Pilgrim, 43480 Cedar Ave., Hemet, California 92544, USA.)

Beachten Sie, dass jede Unstimmigkeit auf einen Meinungsunterschied zurückgeht, aber nicht jeder Meinungsunterschied zu einer Unstimmigkeit führt. Meinungsunterschiede, ob sie von Bedeutung sind oder nicht, werden häufig gar nicht als solche erkannt. Wenn Sie Hunde mögen und ich Katzen, liegt ein Meinungsunterschied vor. Erst wenn ich darauf bestehe, dass Sie Katzen statt Hunde mögen sollten, kommt es zu einer Unstimmigkeit.

Wie gehen Sie mit Meinungsunterschieden um?

Wie gehen andere Menschen in Ihrer Umgebung mit Meinungsunterschieden um? Wie gehen *Sie* mit Meinungsunterschieden um? Die Art und Weise, wie Menschen auf Meinungsunterschiede reagieren, kann sehr unterschiedlich sein. Hier sind ein paar Beispiele. Wenn man Harry in emotionalen

Anliegen, die ihm wichtig sind, nicht zustimmt oder beipflichtet, wird er so frustriert, dass er seinen Ärger zum Ausdruck bringt, indem er brüllt und Gegenstände, wie Möbel, Türen, Wände, Sessel und sonstige Dinge, die für ihn und andere wertvoll sind, zerstört.

Wenn Rick auf seine Frau wütend ist, zieht er sich schweigend zurück und weigert sich, mit ihr zu sprechen. Wenn Floras Ehemann herrisch ihr gegenüber ist, kontert sie mit wütenden Anschuldigungen und Schimpfnamen. All das sind Reaktionen auf Meinungsunterschiede, die nicht offen besprochen werden. Meistens gehen die Menschen auf Meinungsunterschiede gar nicht ein. Stattdessen konzentrieren sie sich auf ihren Schmerz oder ihre Wut, geben dem anderen die Schuld an der schwierigen Situation und bemerken häufig den Meinungsunterschied, mit dem sie es zu tun haben, gar nicht. Ihre Reaktion scheint zu sagen, dass es einen Meinungsunterschied nicht geben *sollte* oder *dürfte*! Diese Reaktion macht es schwierig, wenn nicht unmöglich, Meinungsunterschiede und Unstimmigkeiten zu besprechen. Die Forderung jedes Partners, dass der andere keine widersprüchlichen Wertvorstellungen haben darf, verhindert das. Wenn der Meinungsunterschied, mit dem Sie konfrontiert werden, „inakzeptabel" für Sie ist, sind Sie dann verärgert und leugnen den Meinungsunterschied oder machen Sie den Meinungsunterschied irgendwie für Sie „akzeptabel"?

Hier ist eine einfache Methode, mit der Sie einen Meinungsunterschied erkennen können. Stellen Sie sich selbst diese zwei Fragen:

1. Was finden Sie am Verhalten Ihres Partners störend oder unerwünscht?
2. Welche Ihrer Wünsche erfüllt Ihr Partner nicht?

Ihre Antworten werden Ihnen helfen, Ihre Meinungsunterschiede mit Ihrem Partner zu erkennen, aber sie decken nicht die Meinungsunterschiede auf, die Ihr Partner vielleicht mit *Ihnen* hat!

Möchten Sie das Ganze aus der Sicht Ihres Partners betrachten, können Sie die zwei Fragen umdrehen:

1. Was findet Ihr Partner an Ihrem Verhalten störend oder unerwünscht?
2. Welche Wünsche Ihres Partners erfüllen Sie nicht?

Möchten Sie erkennen, wo es zwischen Ihnen beiden zum Konflikt kommt, fügen Sie Frage Nr. 3 hinzu:

3. Was ist der Unterschied zwischen Ihren unerfüllten Wünschen und den unerfüllten Wünschen Ihres Partners?

Wenn sowohl Sie als auch Ihr Partner wirklich auf diese Fragen eingehen und sie akzeptieren, führt dies dazu, dass Sie beide sich öffnen und sich einer für beide vorteilhaften Lösung nähern!

Meinungsverschiedenheiten über Geld

Dorothy diskutierte endlos mit ihrem Mann Charles über Geld. Als Al sie dazu brachte, die oben genannten Fragen für sich und ihren Mann zu stellen, kam sie auf folgende Antworten:

Dorothys Fragen an sich selbst:

Frage: Was finden Sie am Verhalten Ihres Partners störend oder unerwünscht?

Antwort: Er ist verschwenderisch, wenn es um Essen und Unterhaltung geht, wo man gleich alles aufgebraucht und nichts Dauerhaftes hat, und geizig, wenn es um Möbel und sonstige Investitionen am Haus geht, von denen wir jahrelang etwas haben.

Frage: Welche Ihrer Wünsche erfüllt Ihr Partner nicht?

Antwort: Ich bringe ihn nicht dazu, das Haus herrichten zu lassen und ein paar Möbel zu kaufen, besonders die neue Wohnzimmergarnitur, die ich wirklich gerne haben möchte.

Dorothys Fragen nach Charles' Standpunkt in der Sache:

Frage: Was findet Ihr Partner an Ihrem Verhalten störend oder unerwünscht?

Antwort: Ich möchte mehr Geld für Reparaturen am Haus und für Möbel ausgeben, woran wir noch lange Freude haben, aber er glaubt, das brauchen wir nicht. Ich möchte weniger auswärts essen und weniger für Unterhaltung ausgeben, wovon er meint, das ist etwas, das wir genießen sollten, solange wir noch gesund und munter sind.

Frage: Welche von Charles' Wünschen erfülle ich nicht?

Antwort: Regelmäßig in teuren Restaurants zu essen und mehr Broadway Shows und Musikkonzerte zu genießen.

Frage: Was ist der Unterschied zwischen meinen unerfüllten Wünschen und Charles' unerfüllten Wünschen?

Antwort: Wir möchten beide ungefähr gleich viel ausgeben, aber er möchte mehr davon für kurzfristige Vergnügen ausgeben, während ich mehr für langfristige Vergnügen ausgeben will. Er möchte auch mehr ausgehen, während ich mehr Zeit zu Hause verbringen möchte. Wir sind uns einig darüber, wie viel wir ausgeben können, aber nicht darüber, wofür wir es ausgeben.

Dorothy schien eher langfristige Bedürfnisse zu haben (während Charles kurzfristigen Genuss suchte), und sie meinte auch, sie wäre angeblich stabiler und disziplinierter, was ihre Wünsche betrifft, als Charles. Als Dorothy jedoch diese Fragen und Antworten aufschrieb, wurde ihr bewusst, dass sie ihr Haus und ihre Möbel eigentlich auch jetzt von Tag zu Tag sowie in Zukunft genießen wollte. Ihre Wünsche waren gar nicht so anders – oder so viel vernünftiger – als die von Charles.

Nachdem sie sich über die Differenzen mit Charles im Klaren war, hinterfragte sie ihre Überzeugung, dass er ihre Wünsche erfüllen müsse und sie nicht benachteiligen dürfe, und war nicht mehr wütend auf ihn. Daraufhin war sie imstande, ihre Meinungsunterschiede ohne Wut zu diskutieren, zu erkennen, dass er genauso viel Recht auf seine Meinung hatte wie sie auf ihre, und einen Kompromiss einzugehen. Von dem Geld, das übrig blieb, nachdem sie ihre Ausgaben getilgt und etwas auf die hohe Kante gelegt hatten, wurde etwa die Hälfte für auswärts Essen und Unterhaltung ausgegeben und die andere Hälfte für Reparaturen am Haus und für Möbel. Sie waren mit der vereinbarten Lösung nicht vollkommen zufrieden, fanden sie aber viel besser als ihre ständigen Streitereien.

Zu einem Gespräch gehören zwei

Ein offenes Gespräch ist nicht immer einfach zu führen. Warum? Weil wir unsere einfachen Meinungsunterschiede aufbauschen, indem wir komplizierte emotionale Forderungen stellen, wonach es „inakzeptable" Fakten (wie etwa widersprüchliche Wertvorstellungen) nicht geben sollte und dürfte. So machen wir aus einfachen Meinungsunterschieden schwierige Meinungsunterschiede. Die komplizierten Meinungsunterschiede verursachen die meisten unserer sozialen und persönlichen Probleme.

Es wird einfacher, mit Meinungsunterschieden umzugehen, wenn wir uns über den Unterschied zwischen Beharren und Besprechen klar werden. Wenn Sie auf Ihrem Standpunkt beharren, aber Ihr Partner missversteht ihn, besprechen Sie ihn nicht mit ihm. Besprechen bedeutet, dass Ihr Partner Ihren Standpunkt versteht, wie Sie ihn meinen. Beharren heißt, dass Sie Ihrem Partner sagen, dass es „so ist".

Es kommt also darauf an, inwieweit Ihr Partner Ihre Aussage versteht. Es bedarf nur einer Person, um auf etwas zu beharren, aber es bedarf zweier Personen, um etwas miteinander zu besprechen. Wenn Ihre Aussage verstanden wird, ist das schon einmal gut. Aber es handelt sich nur um einseitiges Besprechen. Unser Ziel ist letztendlich gemeinsames Besprechen. Einen Meinungsunterschied zu besprechen erfordert nicht, dass man sich einigt, sondern nur, dass die Botschaft des anderen ankommt.

Leider sind die Menschen oft nicht bereit, die Botschaft ihres Partners aufzunehmen und eigentlich auch nicht, sie mit ihm zu besprechen. Oder wenn sie bereit sind, sie zu besprechen, wissen sie nicht, wie sie ihrem Partner auf zufrieden stellende Weise zeigen sollen, dass sie ihn verstehen.

Dorothy aus unserem oben erwähnten Beispiel zögerte zunächst nicht, Charles mitzuteilen, dass sie das Geld, das ihnen übrig blieb, für Reparaturen am Haus und für Möbel ausgeben wollte. Sie war beharrlich, aber oft war ihre Beharrlichkeit verbunden mit *Wut*, und das funktionierte nicht. Als sie nicht mehr verlangte, Charles *müsse* ihr Geld *unbedingt* so ausgeben, wie sie es wollte, konnte sie ihren Meinungsunterschied ohne Wut mit ihm besprechen. Dies ermutigte Charles dazu, seine Gefühle ebenfalls mit ihr zu teilen, so dass sie einen brauchbaren Kompromiss in Bezug auf ihre Ausgaben erzielten.

Wenn Meinungsunterschiede nicht erfolgreich besprochen werden

Hier ist ein Beispiel von Ted, was passiert, wenn Meinungsunterschiede nicht erfolgreich besprochen werden.

> Meine erste Frau und ich besuchten kurz nach unserer Hochzeit ein Internat in Dänemark. Ich beobachtete, wie unsere Kommunikation beinahe jeden Tag verlief. Wir standen um 7 Uhr auf. Unser Gespräch begann mit etwas Erfreulichem. Nennen wir das Phase 1. Bald passierte es einem von uns, dass er sich missverstanden fühlte und natürlich versuchte, das Missverständnis aufzuklären. Nennen wir dies Phase 2. Für gewöhnlich wurden entsprechende Argumente vorgebracht, und wenn das nicht funktionierte, erklärten wir, warum uns der andere missverstanden hatte.
>
> Ich sagte zum Beispiel zu ihr: „Du vergleichst mich mit deinem Vater. Ich bin aber nicht dein Vater. Ich meine die Dinge nicht so wie er.“ Nennen wir das Phase 3. Wenn die Erklärung fehlschlug – was sie fast immer tat –, kam es zu Beschimpfungen, wie etwa: „Nur, wenn man so dumm ist wie du, versteht man etwas so Einfaches nicht.“ Das nennen wir Phase 4. In diesem Augenblick schien es für uns nur zwei Möglichkeiten zu geben: Schweigen

oder Gewalt. Zum Glück entschied sich jeder von uns für Schweigen. Das nennen wir Phase 5.

Inzwischen war es 7 Uhr 30 und Zeit, frühstücken zu gehen, was wir Händchen haltend und grimmig schweigend taten. Beinahe jeden Morgen schien sich unser Muster in diesen Phasen zu wiederholen, egal um welches Thema es ging oder wer sich zuerst missverstanden fühlte. Wir hatten eindeutig Probleme mit ein paar Meinungsunterschieden, die wir nicht miteinander besprachen.

Zu meiner Überraschung stellte ich fest, dass der oben geschilderte Ablauf bei anderen Menschen häufiger vorkommt, als ich gedachte hatte. [TC]

Wenn Sie nach einer für beide vorteilhaften Lösung streben, können Sie Ihre Reaktion in etwa wie folgt anpassen:

Phase 1: *Zwangloses Mitteilen.* Keine Änderung.

Phase 2: *Den Meinungsunterschied begründen.* Eine bessere Reaktion, als darüber zu diskutieren, ist *einseitiges Zuhören.* Wiederholen Sie den Standpunkt Ihres Partners, bis er bestätigt, dass Sie ihn „verstanden" haben.

Leider ist Zuhören so gegen unsere Gewohnheit, dass wir uns zunächst rechtfertigen. Wenn Sie sich häufig rechtfertigen, dann finden Sie vielleicht Ben Franklins Taktik nützlich. Am Ende seiner Aussage fügte er oft hinzu: „Aber ich könnte mich natürlich irren. Was meinen Sie?" Beachten Sie, dass er seine Aussage mit einer undogmatischen Einladung zum Zuhören beendete.

Phase 3: *Erklären, warum uns der andere missverstanden hat.* Statt dem anderen etwas zu erklären, *teilen* Sie ihm *Ihre* Gefühle und Empfindungen mit, wobei Sie sich auf sich selbst beziehen. „Ich finde es verwirrend, wenn du sagst: ‚Ja, aber …' Ich weiß nicht, ob du mir widersprichst oder meinen Standpunkt unterstützt. Kannst du mir das näher erläutern?"

Phase 4: *Beschimpfungen.* Für gewöhnlich ist es besser, Herabsetzungen ganz zu vermeiden.

Phase 5: *Schweigen.* Oft ist es besser, den Gefühlen oder unerfüllten Wünschen Ihres Partners beizustimmen. Das entschärft die Lage. „Fühlst du dich verärgert, weil ich deinen Standpunkt nicht verstehe?" Manche Leute hören in diesem Zusammenhang gerne das Wort „fühlen", also funktioniert diese Formulierung für sie. Überraschenderweise lehnen aber viele Leute das Wort „fühlen" ab. Ist das der Fall, versuchen Sie es noch einmal, ohne dieses Wort. Zum Beispiel: „Bist du verärgert, weil ich deinen Standpunkt nicht verstehe?"

Abgesehen davon, dass Sie Ihr Verhalten bei Meinungsunterschieden wie oben empfohlen ändern, ist es unerlässlich, dass Sie mit Hilfe der REVT nach verborgenen Muss-Vorstellungen suchen, die hinter Ihren Wünschen stecken, und diese radikal verändern.

Nehmen wir noch einmal Als Klienten Dorothy und Charles, die ständig darüber stritten, wie sie ihr übriges Geld ausgeben sollten.

> Zuerst half ich Dorothy, ihre Meinungsunterschiede mit Charles klar zu erkennen und einzusehen, dass sie beide ein Recht auf eine andere Meinung hatten. Daraufhin konnte sie Charles aufmerksamer zuhören, musste ihm nicht mehr erklären, warum seine Wünsche nach häufigeren Restaurantbesuchen und mehr Unterhaltung falsch waren, vermied es, ihn zu beschimpfen (was sie tat, wenn sie wütend war), und konnte seine starken Gefühle in Bezug auf seine unerfüllten Wünsche billigen.
> Das war alles gut und schön, aber trotzdem passierte es ihr, dass sie wütend auf Charles wurde, wenn sie ihr Geld lieber auf ihre Weise ausgeben wollte als auf seine. Ich half ihr, die irrationalen Überzeugungen (iBs) zu erkennen, die weitgehend für ihre Wut verantwortlich waren:
> - „Weil ich meistens so nett zu Charles bin, sollte er mich nicht davon abhalten, die Möbel zu kaufen, die ich will."
> - „Weil es mir große Freude machen würde, unser Wohnzimmer neu einzurichten, sollte er das ebenfalls anstreben."

- „Weil wir jahrelang etwas davon hätten, wenn wir unser Haus reparieren und neu einrichten, sollte es mir möglich sein, das zu tun."
- „Charles erkennt nicht einmal den Wert meiner Wünsche und respektiert mich deshalb nicht, wie er es eigentlich müsste."

Ich zeigte Dorothy, dass ihre *Wünsche* durchaus vernünftig und gerechtfertigt waren, dass es aber unrealistisch, unlogisch und provokant war, daraus *Forderungen* zu machen, was Charles nur dazu ermutigte, sie zu bekämpfen und zu leugnen. Als sie dies einsah, verstand sie, dass es keinen Grund gab, warum Charles ihren Wünschen unbedingt zustimmen sollte – insbesondere, da er eigene, abweichende Wünsche hatte. Es war unlogisch zu glauben, dass er ihren Wünschen folgen musste, nur weil sie sich so sehr ein neu möbliertes Heim wünschte. Wenn sie auf diesen unrealistischen und unlogischen Forderungen beharrte, würde sie nur selbst wütend werden, und Charles würde noch weniger geneigt sein, nachzugeben. [AE]

Als Dorothy einsah, dass ihre Forderungen irrational waren und sie in Präferenzen umwandelte, konnte Charles seine eigenen Forderungen einsehen und aufgeben. Dann konnten sie einige Kompromisse erarbeiten, die für beide vorteilhaft waren.

Meinungsunterschiede sind nicht immer offensichtlich

Warum fällt es den Menschen so schwer, ihre Meinungsunterschiede zu erkennen?

Als ich damit begann, Meinungsunterschiede zu untersuchen, dachte ich irrtümlicherweise, dass Meinungsunterschiede etwas Offensichtliches seien, und war völlig

verwirrt, wenn jemand fragte: „Was ist ein Meinungsunterschied?“ Ich dachte: „Sehen sie einen Meinungsunterschied nicht, wenn sie einen vor sich haben?“
Leider lautet die Antwort: „Nein, oft sehen sie einen Meinungsunterschied gar nicht, wenn sie einen vor sich haben.“ Was sie eventuell sehen, ist, wie sehr sie Recht haben und wie sehr der andere im Unrecht ist oder wie unfair der andere ist oder wie der andere sie verärgert, ohne dass sie sich bewusst sind, dass es sich um einen Meinungsunterschied handelt.
Ich beschloss, der Frage „Was ist ein Meinungsunterschied?“ nachzugehen, und entdeckte, dass ein Meinungsunterschied *jede Art* von Unterschied ist! Harmlose Unterschiede sind manchmal wichtig. Ich war zum Beispiel auf dem Flughafen von Dallas in einem Souvenirladen, der eine Glaswand und eine Glastür hatte. Als ich einen lauten Krach hörte, drehte ich mich um und sah eine Dame, die versucht hatte, durch die Glaswand zu gehen, weil sie dachte, das sei die offene Glastür. Sie hatte den Unterschied zwischen Türöffnung und Wand nicht klar erkannt. Der Unterschied war tatsächlich schwer erkennbar, aber doch wahrnehmbar, wenn man genau hinsah. [TC]

Ein kleiner Unterschied mag einen großen Unterschied machen. Zur guten Kommunikation gehört es, „harmlose“ Unterschiede zwischen dem, was Menschen sagen und was sie tun, wahrzunehmen und besonders Unterschiede zwischen dem, was Sie und was die anderen glauben, wahrzunehmen. Lassen Sie Meinungsunterschiede zu, aber seien Sie auch bereit, die Ansicht Ihres Partners zu erforschen.

Wenn Sie eine für beide Seiten vorteilhafte Lösung anstreben, indem Sie Ihre unterschiedlichen Überzeugungen oder Wertvorstellungen miteinander besprechen, ist unsere vierte Richtlinie vielleicht genau das Richtige für Sie. Die *vierte Richtlinie* lautet wie folgt:

Besprechen und erforschen Sie Meinungsunterschiede mit Ihrem Partner. Gehen Sie Unstimmigkeiten mit Ihrem Partner auf den Grund, um eine für beide Seiten vorteilhafte Lösung zu finden, ein Ergebnis, bei dem Aspekte beider Standpunkte akzeptiert werden, oder um einander zuzustimmen oder zu widersprechen.

Seien Sie außerdem bereit, Kompromisse einzugehen, ohne vorzugeben, dass Sie zustimmen, wenn Sie in Wahrheit gar nicht zustimmen.

Die Alternierende Diskussionsabfolge (RDS): Ein Weg zum kooperativen Dialog

Jetzt, da wir genauer wissen, was ein Meinungsunterschied ist, wollen wir eine Möglichkeit betrachten, wie man Meinungsunterschiede und Unstimmigkeiten erfolgreich mit jemandem bespricht: Alternierende Diskussionsabfolge (RDS). Bei etwas gutem Willen kann diese Methode Sie und Ihren Partner einer besseren Lösung näher bringen. Dabei wird sowohl Ihre Ansicht wie auch die Ihres Partners teilweise akzeptiert. „Näher kommen" lautet dabei der Schlüsselsatz. Es gibt keine Garantie dafür, dass Sie sofort eine für beide vorteilhafte Lösung finden werden, aber Sie können sich in diese Richtung bewegen und irgendwann dort ankommen.

In den Sechzigerjahren leitete Ted eine Alternierende-Diskussionsabfolge(RDS)-Gruppe, die als Kommunikationslabor diente. Von den vielen Leuten, die an dieser Gruppe teilnahmen, ist Lynn mehr in Erinnerung geblieben als alle anderen. Als Lynn der Gruppe beitrat, war sie gerade von ihrem Mann aus dem Haus geworfen worden. Im Widerspruch dazu hatte er ihr gleichzeitig ein neues Auto zum Geburtstag geschenkt. Die beiden stritten über Sex, wie sie ihre vier Kinder erziehen und wie sie ihr Geld verwalten sollten. Seine Reaktion war, darauf zu bestehen, dass sie auszieht. Sie mietete eine kleine Wohnung, verdiente mit Klavierstunden etwas Geld und traf andere Männer.

Die Gruppe ging nie direkt auf diese Themen in Lynns Leben ein. Stattdessen half die Gruppe Lynn, sich die Methoden und Prinzipien der formellen RDS, der Alternierenden Diskussionsabfolge, anzueignen, die sie dann flexibel auf ihre familiäre Situation anwandte. Zwei der Kinder waren auf ihrer Seite und die anderen zwei auf der Seite des Ehemanns. Sie fand neue Möglichkeiten, die RDS formell wie auch zwanglos anzuwenden. Schließlich gelang es ihr, ihre Familie wieder zu vereinen. Lesen Sie im Folgenden, was Lynn 1973 über die RDS schrieb.

> Ich hörte das Wort „kooperieren“ zum ersten Mal von meiner Lehrerin in der dritten Klasse, Miss Pinner. Sie stellte uns das Wort mit ihrer üblichen Ernsthaftigkeit und völlig humorlos vor. „Brave Jungs und Mädchen kooperieren immer“, sagte sie zur Klasse, „in der Schule, zu Hause und in der Öffentlichkeit.“
> Ich ging nach Hause und ließ mir das Wort auf der Zunge zergehen. „Ich werde jetzt immer kooperieren“, erzählte ich meiner Mutter, als ich mein Jausenpaket ablegte.
> „Gut“, sagte sie und versetzte dem Brotteig einen weiteren Hieb. „Wenn es dir nur gelingt, zu Hause zu kooperieren, dann bin ich schon dankbar.“
> Ich befragte meinen Großvater, der immer alles wusste. Hatte er mir nicht bereits mit zwei Jahren das Alphabet beigebracht, und war er nicht die Quelle anderer großer Weisheiten? Er blätterte durch das Wörterbuch, das einen Ehrenplatz auf seinem Schreibtisch hatte. „Kooperieren, hmm“, er lächelte, und seine Goldzähne funkelten im Licht. „Ja, es bedeutet, mit jemandem auskommen.“
> Ich grübelte über diese Idee nach. Mit allen auszukommen schien mir geradezu überwältigend, jetzt, da ich darüber nachdachte. Ich konnte hören, wie meine Mutter ärgerlich sagte: „Ich wünschte, du und deine Schwester würdet endlich einmal miteinander auskommen.“ Also steckte ich das Wort weg und machte mich daran, erwachsen zu werden.

Kürzlich nahm ich das Wörterbuch wieder zur Hand und schlug das Wort selbst nach. „Kooperieren“, las ich. „Zum gegenseitigen Nutzen zusammenarbeiten.“ Natürlich, dachte ich, weiß denn nicht jeder, wie wichtig es ist, zusammenzuarbeiten und einander zu helfen? Aber ich war unzufrieden. Die Definition, miteinander auszukommen, schien irgendwie nicht zu reichen, zumindest nicht auf dem Gebiet der Kommunikation, das ich während der letzten zehn Jahre erforscht und unterrichtet habe.

Die Antwort ist natürlich „ja“. Den meisten Menschen ist wohl bewusst, wie wichtig es ist, zusammenzuarbeiten und auf eine Weise miteinander zu reden, die für beide nützlich ist. Das Problem ist nur, dass kaum einer gelernt hat, wie man das in die Tat umsetzt.

Als ich im American Institute of Family Relations (Amerikanisches Institut für familiäre Beziehungen) in Redondo Beach, Kalifornien vor fünf Jahren Kommunikationskurse einführte, fragte ich die neuen Kursteilnehmer, was sie für ihr Hauptproblem hielten. Neun von zehn antworteten: „Ich kann einfach nicht gut kommunizieren“ oder „Meine Frau (mein Mann, meine Schwester, meine Mutter, mein Kind) kommuniziert einfach nicht mit mir“.

Vereinfacht gesagt wussten sie, dass ihre Kommunikation miserabel war, aber wenn sie versuchten, das Problem einzugrenzen, wussten sie nicht genau, was damit nicht stimmte. Zu lernen, wie man gut kommuniziert, ist keine mysteriöse, außerirdische Gabe. Das ist eine Fertigkeit, die man genauso lernen kann, wie schwimmen, Klavier spielen oder tanzen. Damit diese Fertigkeit auch Wirkung zeigt, gehört dazu, dass wir aktiv teilnehmen und uns mitteilen, kurz gesagt, kooperieren.

Um Klienten die einfachen Grundlagen für einen guten, kooperativen Dialog beizubringen, verwende ich eine Technik, die man die Alternierende Diskussionsabfolge (RDS) nennt. Die formelle Struktur, die von Ted Crawford, Lehrer, und Luis Ijams, Buchhalter, entwickelt wurde, besteht aus drei Schritten:

- VERSTEHEN
- ZUSTIMMUNG
- AUSSAGE

Diese Schritte beruhen auf der gar nicht einzigartigen, aber selten befolgten Vorstellung, dass es zu einer guten Kommunikation gehört, einander zuzuhören, den Standpunkt der anderen Person zu unterstützen, offen zu sein, um sich ändern und wachsen zu können, und ehrlich darüber zu sein, was wir denken und fühlen. Außerdem gehört dazu, dass man sich abwechselt, und nicht, dass beide gleichzeitig sprechen.

In den RDS-Kursen und Seminaren finde ich es bei unserer Lektion über das VERSTEHEN immer wieder herrlich, wie erstaunt die Klienten sind, wenn ihnen klar wird, dass ihr Partner tatsächlich *versucht* zu hören, was er sagt, und nicht bereits einen Gegenbeweis in seinem Kopf ausbrütet. Die Schlacht ist schon halb gewonnen, wenn inmitten eines heftigen Streits einer der Partner sagen kann, und es auch so meint: „Okay, ich höre dir zuerst zu."

Obgleich die RDS einfach in ihrer Struktur ist, erfordert sie doch etwas Begeisterung von jenen, die sie anwenden, Begeisterung für die Idee, dass Kommunikation in der heutigen Welt ein wertvolles und erstrebenswertes Gut ist. Sie geht davon aus, dass wir, um emotional frei zu sein, bereit sind, über alles zu sprechen, und dass wir, wenn der andere zuerst sprechen möchte, unser Bestes tun, um zu verstehen, was er sagt.

Das ist nicht so einfach, wie es vielleicht scheinen mag. Hier ist ein Beispiel aus einem RDS-Seminar, das kürzlich stattfand. Marcia und John, ein junges Paar, das seit zwei Jahren verheiratet ist, denkt daran, sich zu trennen. Ihre Begründung? „Wir kommunizieren nicht",

sagt John mürrisch. Unsere Begründung? Sie sind parallele Monologführer – Ted Crawfords Bezeichnung für Menschen, deren Gespräche wie Züge sind, die auf zwei parallel verlaufenden Gleisen fahren. Sie treffen sich nie. Wir baten John und Marcia um ein konkretes Beispiel. Das war einfach. Sie wählten einen Streit, den sie an jenem Morgen gehabt hatten. Folgendes war passiert.
Marcia (wütend): „Jemand hat mir heute die Handtasche geklaut. Und ich hatte fünfzig Dollar in bar und all meine Kreditkarten darin."
John (sarkastisch): „Sag ich dir nicht ständig, dass du besser aufpassen sollst, was du tust?"
Das war der Beginn eines Streits, der drei Stunden dauerte. Dann mussten sie zum Seminar. Und wie man an den bissigen Blicken erkennen konnte, die sie sich während dieser Demonstration zuwarfen, setzten sie ihn immer noch auf nichtverbaler Ebene fort. Ich fragte sie, ob sie bereit wären, Versuchskaninchen zu spielen. Sie waren einverstanden, ihrem Groll Luft zu machen.
Ich bat Marcia zu beginnen, da sie am kampflustigsten erschien, und gab John die Anweisung, sorgfältig zuzuhören und mit seinen Worten wiederzugeben, was Marcia sagte, wobei er immer wieder nachfragen sollte, um zu prüfen, ob er auf der richtigen Spur war.
Marcia (argwöhnisch): „Nun, es ist, wie ich schon gesagt habe. Jemand hat mir heute die Handtasche geklaut, und es waren fünfzig Dollar in bar darin (Tränen stiegen ihr in die Augen) und all meine Kreditkarten!"
John: „Ja, und wie ich schon gesagt habe …"
„Moment", warf ich ein. „Denken Sie daran, John, dass der erste Schritt VERSTEHEN ist. Sie kommen später dran. Was hat Marcia Ihnen gesagt?"
John: „Ach ja. Marcia, du sagtest, dass jemand deine Handtasche geklaut hat, und deine Kreditkarten waren darin. Und fünfzig Dollar in bar."
„Jetzt fragen Sie bei ihr nach", erinnerte ich ihn.
John: „Ist es das, was du gesagt hast?"

Marcia (unter Tränen): „Ja.“
„Gut“, sagte ich. „Um das VERSTEHEN zu vervollständigen, könnten Sie überlegen, wie sie sich dabei vermutlich fühlt.“
John: „Du scheinst ziemlich verärgert darüber zu sein. Stimmt das?“
Marcia: „Das weißt du doch!“ (Erleichterung machte sich auf ihrem Gesicht breit.)
„Versuchen Sie jetzt den zweiten Schritt“, ermunterte ich ihn. „Geben Sie ihr etwas ZUSTIMMUNG.“
John: „Ich verstehe, dass du sauer bist. Ich wäre es auch, wenn jemand meine Geldbörse mopsen würde. Ich erinnere mich noch daran, dass mir als Kind jemand einmal meine Rollschuhe gestohlen hat. Es fuchst mich jetzt noch, wenn ich daran denke.“
Marcia (die jetzt gleichzeitig lacht und weint) platzt dazwischen: „Mensch, das ist ein gutes Gefühl, dass du auf meiner Seite bist und dass dir wirklich etwas daran liegt, was passiert ist, statt mir die Schuld zu geben.“
„Gut, John“, sagte ich, „jetzt wechseln Sie sich ab, und während Sie Ihre AUSSAGE machen, wird Marcia versuchen, Ihren Standpunkt zu VERSTEHEN.“
John (nachdenklich): „Ich weiß, du kannst nichts dafür, wenn dir jemand etwas stiehlt, aber ich weiß auch, dass es dir in letzter Zeit passiert ist, dass du Dinge verlegt oder vergessen hast.“
Marica: „Oh, du meinst, dass ich meinen Tennisschläger im Restaurant vergessen und die Unterlagen für die Einkommensteuer verlegt habe?“
John: „Ganz recht. Vielleicht hast du viel um die Ohren und eventuell können wir später unsere Köpfe zusammenstecken und herausfinden, ob ich dir irgendwie helfen kann!“
„Bravo“, lobte ich ihn.
Marcia (die noch in der VERSTEHEN-Phase war): „Willst du damit sagen, dass zwei Köpfe besser sind als einer und dass du mir beistehen möchtest?“

John (grinsend): „Etwas in der Art."
Marcia: „Gut, damit bin ich einverstanden. Ich bin froh über dein Angebot, mir zu helfen, weil ich in letzter Zeit einige Dinge verloren habe. Manchmal habe ich das Gefühl, ich würde zwei Köpfe brauchen."
Das bringt die Kursteilnehmer zum Lachen, und Marcia und John gehen Händchen haltend zurück auf ihren Platz.
Bei der Alternierenden Diskussionsabfolge (RDS) greift John nicht an. Zuerst hört er zu, dann unterstützt er Marcias Standpunkt, bevor er seine eigene Meinung äußert. Da er sich öffnet und Hilfe anbietet, statt ihr die Schuld zu geben, kann sie danach suchen, was verbessert werden soll, statt in die Defensive zu gehen, und ihre Beziehung wächst, statt sich zu verschlechtern. Das ist das Wesen der Kooperation.
Können Sie allein lernen, kooperativ zu kommunizieren?
„Ja!", sagt Ted mit Nachdruck. Im Folgenden finden Sie ein paar Hausaufgaben, die er vorschlägt.

- **VERSTEHEN** üben:

Sagen Sie der anderen Person mit Ihren eigenen Worten, was Sie glauben, gehört zu haben. Dann fragen Sie nach: „Hast du es so gemeint?" „Verstehe ich dich richtig?" „Wolltest du das damit sagen?" Oder verwenden Sie eine ähnliche Formulierung.
Wenn sie „ja" sagt (und sie entscheidet, ob sie verstanden wurde oder nicht), stimmen Sie ihr zu.

- **ZUSTIMMUNG** üben:

Suchen Sie etwas, das der andere gesagt, gefühlt oder gemeint hat, dem Sie zustimmen können: „Ich sehe ein, dass …" „Das ist ein interessanter Standpunkt …" „Mir gefällt, was du über … gesagt hast." Wie Sie es auch formulieren, es gibt immer etwas, dem Sie zustimmen können, um dem anderen zu zeigen, dass Sie ihn wirklich schätzen.

– Eine **AUSSAGE** *machen* üben:
Teilen Sie sich selbst mit, indem Sie zum Ausdruck bringen, was in Ihnen vorgeht: „Ich meine …“ „Ich empfinde …“ „Ich sehe …“ „Mir gefällt …“ „Mir gefällt nicht …“ „Ich frage mich, …“ „Ich sehe das Ganze anders …“

Diese ich-bezogenen Sätze tragen dazu bei, sich der anderen Person zu nähern, statt mit angreifenden oder verdrehten Worten Barrieren zu errichten. Wenn Sie diese drei Schritte mit Ihrem Partner praktizieren (mindestens dreißig Minuten pro Tag werden empfohlen) werden Sie, glaube ich, ein paar interessante Änderungen bemerken.

Was, wenn der andere diese Regeln nicht kennt? Kann die RDS trotzdem funktionieren?

Wieder ein berechtigtes „Ja“. Wenn Sie durch Ihre Bereitschaft, wirklich zuzuhören, zeigen, dass Ihnen am anderen etwas liegt und Sie sich für ihn interessieren, wenn Sie etwas finden, dem Sie zustimmen können, bevor Sie Ihre Meinung mitteilen und Sie sich selbst einbringen, ermutigen Sie ihn, dasselbe zu tun. Vielleicht merken Sie nicht sofort etwas, aber Ihre Beziehung wird sich ganz sicher auf subtile Weise ändern und vertiefen.

Meine eigene erste Erfahrung mit der RDS war ein Schock. Ich besuchte ein RDS-Seminar, das Ted 1963 abhielt. Ich rühmte mich selbst dafür, gut zuhören zu können, denn schon meine Lehrer in der Grundschule hatten mich dafür gelobt, eine „gute Zuhörerin“ zu sein. Dabei war ihnen nicht klar, dass ich besonders gut darin war, sie mit interessiertem Ausdruck anzustarren, wobei ihre Worte bei einem Ohr hinein und beim anderen Ohr hinausgingen, während meine Gedanken abschweiften und fantastische Geschichten erfanden, die Superwoman in den Schatten stellten. Als ich nachprüfte, ob das, was ich gehört hatte, auch das war, was die Leute beim Seminar und mein Ehemann zu Hause gesagt hatte, bemerkte ich, dass ich beinahe automatisch das meiste ausgeblendet hatte. Ich setzte noch immer meinen interessierten Ausdruck auf, während meine Gedanken umherschweiften. Ich traf eine Entscheidung. Superwoman musste weg. Fantasien machen Spaß, aber nicht, wenn sie dazu führen, dass wir unser emotionales Hörgerät ausschalten.

Ich übte also meine neu entdeckten Methoden, und wie bei allem Neuen vermasselte ich es. Ich bemühte mich zu sehr. Ich klang unbeholfen und gespreizt. Doch im Laufe der Zeit, und es dauerte gar nicht lange, bemerkte ich an unseren Gesprächen eine neue Qualität, eine Innigkeit und ein Vertrauen, das mich „Kooperation“ auf eine Weise erleben ließ, die weit über miteinander auskommen hinausging. Zusammenarbeiten bekam eine ganz neue Bedeutung für mich.

Neue Kommunikationsmuster zu entwickeln und zu üben hat sich auf vielfache Weise für mich bezahlt gemacht. Das kann es auch für Sie. Für mich hat sich meine Beziehung zu meinem Mann und meinen Freunden vertieft, und es ist aufregend, wie sich meine Familie austauscht. Wir wissen, dass wir offen über alles sprechen können und dass jedem Familienmitglied daran liegt, zu hören, was der andere zu sagen hat. Die RDS half uns zunächst dabei, unsere überholten Kommunikationsmuster zu ändern, und später, unsere eigenen Methoden zu entwickeln, die zu unserer Familie passten.

Ein kooperativer Dialog kann die Art von Erfahrung sein, die wir mit Wärme, Kameradschaft und Zusammenarbeit verbinden. Jeder kommt an die Reihe, wir denken darüber nach, was am besten für UNS ist, es ist einfach wunderbar. [Lynn]

Beachten Sie, dass Lynn vorschlägt, flexibel zu sein und die RDS – eine nicht angreifende Form der Kommunikation – an Ihre Situation anzupassen, nachdem Sie die drei Schritte gelernt haben.

Vorschläge, wie Sie die RDS bei zwanglosen Gesprächen anwenden

Grundsätzlich gibt es bei der Kommunikation zwei Rollen: die Rolle des Senders und die Rolle des Empfängers. Beide sind gleich wichtig. Aus der Sicht der RDS sind Sie verantwortlich für die Botschaft, die Sie senden. Und Sie sind verantwortlich für die Botschaft, die Sie empfangen. Jede Person ist in jeder Rolle für die ausgetauschten Botschaften verantwortlich. Die zwanglose Anwendung der Alternierenden Diskussionsabfolge (RDS) verlangt von Ihnen, flexibel zu sein und innerhalb eines gewöhnlichen Dialogs die beiden Rollen des Senders und Empfängers zu kombinieren.

Die Rolle des Empfängers:

- *Stellen Sie Fragen, um klarzustellen, was Ihr Gesprächspartner meint.* Bei der zwischenmenschlichen Kommunikation kommt es immer wieder vor, dass die *empfangene Botschaft nicht der gesendeten Botschaft entspricht*! Eine Frau sah eine Notiz, die ihr Mann verfasst hatte: „Gefühle raus!" Sie interpretierte sie so, dass er beabsichtigte, in Gesprächen keine Gefühle zum Ausdruck zu bringen.
  Als sie ihn danach fragte, erklärte er ihr, das solle ihn daran erinnern, sich selbst auszudrücken – seine Gefühle rauszulassen. Genau das Gegenteil von dem, was sie vermutet hatte! Aus verschiedenen Gründen ist Kommunikation oft sehr zweideutig. Stellen Sie einfühlende oder mitfühlende Fragen, um zu klären, was Ihr Partner meint. Achten Sie darauf, zwischen klärenden und herausfordernden Fragen zu unterscheiden. Herausfordernde und rhetorische Fragen gehören zur Rolle des Senders, nicht des Empfängers. Wenn Sie herausfordernde Fragen stellen, wissen Sie bereits die Antwort auf Ihre eigene Frage. Mit klärenden Fragen versuchen Sie zu verstehen, was Ihnen unklar ist.
- *Oft weiß Ihr Partner vielleicht nicht, wie er sagen soll, was er meint.* Wenn Ihr Partner verwirrt ist, möchten Sie sich ihm

vermutlich nicht widersetzen. Jetzt ist die Zeit, um ihm zu helfen, die tiefere Bedeutung seiner Worte zum Ausdruck zu bringen. Einander zu verstehen ist ein bewegliches Ziel. Indem Sie die Aussage Ihres Partners widerspiegeln, nehmen Sie eine flexible Haltung ein und ändern Ihre Ansicht, während Ihr Partner seine Aussage ändert. Auf diese Weise arbeiten zwei Menschen daran, dass einer seine Meinung klar ausdrückt. Ihr Partner ist in seiner Verwirrung nicht so allein.

- *Stellen Sie eine Verbindung zu ihm her, bevor Sie ihn korrigieren.* Mit „Verbindung herstellen" meinen wir, dass Sie sich in die Gefühle, Ziele, unerfüllten Wünsche oder Probleme Ihres Partners einfühlen, bevor Sie versuchen, ihn zu korrigieren oder ihm zu helfen. Wenn Sie wie die meisten Menschen sind, stürzen Sie sich sofort darauf, Ihrem Partner zu helfen, sein Problem zu lösen, und stellen somit die *Problemlösung* vor das *Herstellen einer Verbindung* – vielleicht weil Sie meinen, das Problem des anderen zu lösen ist dasselbe wie eine Verbindung zu ihm herzustellen? *Problem -> Lösung* ist die Sequenz, die verwendet wird. Diese Sequenz verleitet oft zu einer „Ja, aber…"-Antwort. Bevor Sie versuchen, das Problem Ihres Partners zu lösen, öffnen Sie sich und hören Sie mit Ihrem Herzen zu – das verstehen wir unter „eine Verbindung herstellen". Das heißt, betrachten und hören Sie das Problem Ihres Partners aus seiner Perspektive.

Jane erkannte, dass Ihr Mann Jack ein Problem mit Geld hatte und dass sie die Lösung für sein Problem kannte. Zuerst leugnete er, dass er ein Problem hatte. Ihre Lösung war, ihn dazu zu bringen, zuzugeben, dass sein Problem so aussah, wie sie es beschrieb. Dann überredete sie ihn dazu, ihr seine Kreditkarten zu geben, so dass er sie nicht verwenden konnte, und schließlich dazu, sie das ganze Geld verwalten zu lassen. Sie führte diesen Plan aus, und großteils funktionierte er auch. Mit ihrer *Problem -> Lösung*-Methode löste sie das praktische Problem. Die emotionalen Probleme, sowohl seine wie auch ihre, blieben davon jedoch unberührt. Als Ted mit ihr sprach, zeigte sich, dass sie sich noch immer zutiefst verletzt fühlte, nicht nur wegen der hohen Schulden, die Jack angehäuft hatte, sondern auch, weil er sein Problem leugnete und ihr damit zeigte, dass er ihr nicht vertraute. Jack leugnete, dass es ein reales Problem gab, und besprach die Situation nicht mit ihr, wie er es ihrer Meinung nach natürlich *sollte*. „Das ist es“, berichtete sie, „was wehtut!“ Sie erforschte niemals auf einfühlsame Weise seine Seite des Problems.

Für Jane war es praktisch, dass *Jack* das Problem hatte und *sie* die Lösung. Bei dieser Betrachtungsweise scheint es so, als ob sie im Recht und er im Unrecht wäre. Edel und großzügig versucht sie sofort, ihren Partner mit ihren Lösungen zu korrigieren, lässt aber seine Gefühle außer Acht. Leider ist diese Art von Kommunikation eine Einbahnstraße.

Eine bessere Sequenz wäre: *Problem -> Verstehen -> Lösung*. „Verstehen“ bedeutet in diesem Fall, Jacks Seite, seinen Standpunkt, zu verstehen. Schätzungsweise fühlte sich Jack ärgerlich und gedemütigt. Wenn man diese Gefühle erforscht, könnte man sowohl sein praktisches als auch sein emotionales Problem verstehen und nachfühlen.

Hätte Jane versucht, eine Verbindung zu ihm herzustellen, bevor sie ihn korrigierte, hätte sie ihn teilnahmsvoll fragen können: „Jack, fühlst du dich ärgerlich, weil du dir von mir Respekt wünschst und nicht bekommst?“ Anfangs scheint diese Art der Kommunikation riskant zu sein – bis man sich daran gewöhnt.

Andererseits hätte auch Jack riskieren können, auf Janes Ärger einzugehen, als sie ihn angriff, und sie fragen können: „Jane, bist du sehr beunruhigt darüber, dass wir Geldangelegenheiten nicht gemeinsam besprechen?“ So könnte er auf ihre Gefühle eingehen, bevor er seinen Standpunkt erklärt.

- *Zuhören ist immer selektiv*. Beim Zuhören achten Sie für gewöhnlich auf etwas, das für Sie wichtig ist, wie zum Beispiel Bestätigung, Anerkennung, etwas, das Sie interessiert, ob Ihr Partner Ihnen zustimmt, ob er auf Sie eingeht,

Ihre Frage beantwortet usw. All diese Überlegungen sind wichtig. Aber im Augenblick schieben Sie sie beiseite. Stattdessen hören Sie auf das, was Ihrem Partner wichtig ist, wie etwa seine Gefühle, seine unerfüllten Wünsche, Bedürfnisse, Erklärungen, Ansichten oder wichtige Anliegen.

- *Behandeln Sie unlogische Aussagen als „und/auch" statt als „entweder/oder".* Wenn Ihr Partner paradoxerweise sagt, dass „oben unten ist", und das für Sie keinen Sinn ergibt, können Sie eine klärende Frage stellen. Oder Sie spiegeln die Aussage als ein „und/auch" wider. „In deiner Welt ist etwas gleichzeitig oben *und auch* unten", dann warten Sie darauf, dass Ihr Partner dies klärt. Sagen Sie nichts wie: „Das ergibt für mich überhaupt keinen Sinn. Etwas kann nicht gleichzeitig oben und unten sein. Es muss entweder das eine oder das andere sein. Es ist entweder schwarz oder weiß."

Die Rolle des Empfängers

Bei der formellen RDS wendet der Empfänger sowohl den Schritt des Verstehens als auch den Schritt der Zustimmung an. Suchen Sie nach etwas am Standpunkt Ihres Partners, das Sie ehrlich schätzen oder dem Sie zustimmen, und teilen Sie ihm das mit. „Das stimmt." „Ja." „Wunderbar!" „Mir gefällt …" „Das ist eine gute Idee." „Ich bin deiner Meinung." „Was du sagst, ist wichtig, weil …" „Mir gefällt deine Einstellung." „Das erinnert mich an mich selbst." „Du sagst genau das, was ich empfinde." „Deine Idee (dein Vorschlag, deine Meinung, dein Standpunkt) hat weit reichende Folgen."

- *Der RDS-Schritt der Zustimmung ist eine Möglichkeit, auf Ihren Partner einzugehen. Wenn das nicht funktioniert, und manchmal tut es das nicht, spiegeln Sie die Aussage Ihres Partners wie im Schritt des Verstehens wider. „Das war ein teures Restaurant", sagen Sie, mit der Absicht, Ihre Zustimmung zu zeigen. Und Ihr Partner sagt vielleicht etwas wie:*

„Es geht mir nicht um die Kosten. Worum es mir geht, ist, dass deine Mutter sich nicht darüber gefreut hat, dass ich sie zum Mittagessen eingeladen habe.“ An dieser Stelle verzichten Sie auf Ihre Zustimmung und spiegeln verständnisvoll wider: „Du bist enttäuscht, weil meine Mutter undankbar ist, wenn du versuchst, sie einzubeziehen. Ist es das, was du sagen willst?“

Die Rolle des Senders

- Wenn Sie die RDS zwanglos anwenden, geben Sie Ihren Standpunkt in Form von mehreren kurzen Aussagen wieder. Überhäufen Sie Ihren Zuhörer nicht mit einer Unmenge von Informationen.
- Vergessen Sie nicht, Ihre Gefühle auszudrücken, wenn Sie Ihren Standpunkt schildern.
- Wenn Sie abweichender Meinung sind, sagen Sie zuerst immer etwas, das Sie ehrlich unterstützen und befürworten. Legen Sie ihren Standpunkt als etwas dar, über das Ihr Partner nachdenken kann, und nicht als etwas, dem er zustimmen muss. Geben Sie Ihrem Gegenüber „Spielraum“, um seinen abweichenden Standpunkt zu erläutern. Erwähnen Sie, dass Sie die abweichende Meinung Ihres Partners zu schätzen wissen. Betrachten Sie diese Meinungsunterschiede als etwas, das Ihre Gespräche bereichert.
- Denken Sie daran, dass jeder Standpunkt es wert ist, berücksichtigt zu werden, insbesondere der Ihres Partners. Reagieren Sie respektvoll auf seine Meinung oder sein Verhalten.
- Bringen Sie Ihrem eigenen Standpunkt Respekt entgegen, statt sich dafür zu entschuldigen.
- Betrachten Sie Meinungsunterschiede als etwas ganz Natürliches, als etwas, das man gemeinsam besprechen und erforschen kann, und nicht als etwas, das Ihre Position untergräbt.
- Vermeiden Sie *Soll- und Muss-Aussagen*. Sagen Sie „Es wäre besser, wenn …“ oder „Wir könnten vorzugsweise …“.

Emotionale Erregung

Emotionale Erregung ist die größte Barriere, aber nicht das einzige Problem, wenn es darum geht, Meinungsunterschiede und Unstimmigkeiten zu besprechen, um eine für beide vorteilhafte Lösung zu finden. Die REVT beschreibt kurz und bündig, wie es zu emotionaler Erregung kommt.

Praktisch jede emotionale Erregung ist darauf zurückzuführen, dass

- *man sich selbst die Schuld gibt* – wodurch Gefühle wie Angst, Schuld, Depressionen, mangelndes Selbstvertrauen und Selbsterniedrigung entstehen;
- *man anderen die Schuld gibt* – wodurch Gefühle wie Wut, Feindseligkeit, kindische Rebellion, Überlegenheit und soziale Konflikte entstehen;
- *man dem Schicksal oder dem Universum die Schuld gibt* – wodurch Gefühle wie Selbstmitleid und der Zwang, alles und jeden auf tyrannische, diktatorische Weise zu kontrollieren, entstehen.

Beachten Sie, dass es dann zu Schuldzuweisungen kommt, wenn Sie die faktische „Realität" ablehnen. Das führt häufig zu Schwierigkeiten mit anderen. Meistens fühlen Sie, wie Sie denken. Ihre Gedanken, Ihre Gefühle und Ihr Verhalten gehören jedoch zusammen und beeinflussen sich gegenseitig. Vielleicht fällt Ihnen auch auf, dass Schuldzuweisungen negative, wertende Gedanken in Bezug auf die „Realität" sind, aber nicht die „Realität" selbst.

Wie Sie Meinungsunterschiede erfolgreich besprechen

Wir haben die Alternierende Diskussionsabfolge als eine Methode vorgeschlagen, mit der Sie Meinungsunterschiede und Unstimmigkeiten besprechen können, um eine für beide Seiten vorteilhafte Lösung zu finden. Und wenn Ihnen dabei die Emotionalität in die Quere kommt, haben wir empfohlen, die REVT anzuwenden. Die Rational-Emotive Verhaltenstherapie ist die Grundlage der RDS und kann die Grundlage für beinahe jede Methode bilden, mit der Sie Meinungsverschiedenheiten besprechen, um eine für beide Seiten vorteilhafte Lösung zu finden, wenn Sie sie für diesen Zweck einsetzen.

Unserer Erfahrung nach neigen die einzelnen Paare dazu, ihre eigene Taktik zu entwickeln, wie sie mit Meinungsunterschieden und Unstimmigkeiten umgehen. Zur Taktik von Lynn und ihrem Mann gehörte sowohl die formelle als auch die zwanglose RDS. Ihre Herausforderung besteht darin, zu lernen, wie Sie Meinungsunterschiede innerhalb Ihrer Beziehung erfolgreich aufklären. Meinungsunterschiede und Unstimmigkeiten zu besprechen ist ein bewegliches Ziel innerhalb einer wachsenden Beziehung. Manchmal werden Sie Erfolg haben und manchmal nicht. Konzentrieren Sie sich auf *Verbesserung*, nicht auf *Perfektion*. Es wäre gut, sich regelmäßig Zeit für eine „Meckerstunde" zu nehmen, in der Sie und Ihr Partner die formelle RDS üben und Ihre Beschwerden und Wünsche, die Sie in Bezug aufeinander und Ihre Partnerschaft haben, offen besprechen können.

Zur formellen RDS gehört der Konflikt, aber sie geht auch darüber hinaus. Die RDS setzt in die Tat um, was Virginia Satir wie folgt ausdrückt: „Unsere Ähnlichkeiten führen uns zusammen, aber an unseren Unterschieden können wir wachsen." Wenn man Meinungsverschiedenheiten erfolgreich bespricht, werden die Unterschiede kleiner und weniger, und die Ähnlichkeiten nehmen zu – im Gegensatz zu dem, was viele Leute erwarten.

Der Schlüssel zu Richtlinie 4 liegt in der Absicht und Einstellung, „sich einer besseren Lösung zu nähern". Meinungsunterschiede offen zu legen heißt nicht, dass Sie versuchen sollen, jeden Meinungsunterschied zu besprechen. Es gibt einfach zu viele davon. *Ihr Ziel ist, dass Sie bereit sind, über alles, das Ihnen oder Ihrem Partner wichtig ist, zu sprechen.* Jeder definiert „wichtig" auf seine Weise. Etwas erfolgreich zu besprechen führt häufig zu einer Übereinstimmung, aber diese Übereinstimmung ist nicht unbedingt erforderlich.

Ein anonymes Genie sagte einst: „Eines der Geheimnisse des Lebens besteht darin, aus Stolpersteinen Pflastersteine zu machen." Sie werden wahrscheinlich ein paar Stolpersteinen begegnen, bevor Sie und Ihr Partner Ihre eigene Methode entwickelt haben, sich erfolgreich mitzuteilen. Machen Sie weiter, forschen Sie, experimentieren Sie. Virginia Satir hat einen der zentralen Punkte der REVT ausgedrückt, als sie sagte: „Das Leben ist nicht so, wie es *sein sollte.* Es ist, wie *es ist.* Wie Sie damit umgehen, das macht den großen Unterschied." Die REVT und die RDS sind zwei Möglichkeiten, wie man mit Kommunikationsstolpersteinen umgehen kann. Satir brachte noch ein weiteres zentrales Anliegen der REVT zum Ausdruck: „Ich glaube, wenn ich eine Botschaft hätte, die ich der Welt mitteilen kann, bevor ich sterbe, dann die, dass *nicht das Ereignis bestimmt, wie wir auf das Ereignis reagieren.* Das hängt ganz von der eigenen Person ab. Wie wir reagieren, bestimmt und beeinflusst das Ereignis mehr als das Ereignis selbst."

Unsere Absicht ist es, Ihnen zu ermöglichen, sich alles anzuhören, ohne sich übermäßig darüber aufzuregen. Ihr Problem damit, Meinungsunterschiede und Unstimmigkeiten erfolgreich zu besprechen, entsteht, weil Sie sich emotional über das erregen, was Sie nicht hören möchten. Das größte Kommunikationsproblem vieler Menschen besteht in ihrer unbewussten zweischneidigen Forderung: *Sei ehrlich zu mir, aber sag mir nichts, was ich nicht hören möchte.* Mit Hilfe der REVT und der RDS können Sie lernen, Ihren Teil zu einer guten Kommunikation beizutragen.

Im nächsten Kapitel befassen wir uns damit, wie Sie Ihren Partner liebevoll unterstützen können.

9

Richtlinie 5: Unterstützen Sie die Ziele Ihres Partners

Unterstützen Sie die Ziele Ihres Partners. Geben Sie Ihre eigene Integrität und Ihre eigenen wichtigen Wünsche und Ansichten nicht auf, aber tun Sie alles, was ehrlich möglich ist, um Ihren Partner zu unterstützen, selbst wenn Sie eindeutig nicht seiner Meinung sind.

Bei der fünften Richtlinie geht es um liebevolles, aktives Geben. Eine befreundete Psychologin, Jewel, erzählte uns, dass sie diese Richtlinie nicht nur begeistert befolgte, sondern dass sie mehr oder weniger selbst darauf gekommen war. Sie tat immer alles, um die Absichten, Ziele, Wünsche und Bedürfnisse ihres Verlobten zu unterstützen, selbst wenn sie im Widerspruch zu ihren eigenen standen. Er war beispielsweise ein sehr konservativer, auf Gewinn ausgerichteter Geschäftsmann, dessen Hauptinteresse der Erwerb von Geld war, während sie sich sozial engagierte und bei bescheidener Entlohnung unaufhörlich arbeitete, um ihren Patienten mit niedrigem Einkommen zu helfen, und es ihr wirklich Freude bereitete, ihnen zusätzliche Zeit und Aufmerksamkeit zu widmen. Nicht nur, dass sie die Absichten und (beinahe unethischen) Handlungen ihres Verlobten niemals kritisierte, sie unterstützte ihn auch noch liebevoll und lobte seine (oft dubiosen) Errungenschaften, schenkte ihm wahre Liebe, hielt aber insgeheim an ihren eigenen wichtigen Wünschen und ethischen Vorstellungen fest. Al unterhielt sich mit Jewel und bemerkte:

> Es klang großartig, was sie da erzählte, und beinahe hätte ich es ihr anfangs abgekauft. Als ich Jewel und ihren Verlobten jedoch beobachtete, bemerkte ich, dass sie unterwürfig jede seiner Launen befolgte, da sie, wie mir schien, unbedingt seine volle Anerkennung brauchte und ohne diese ängstlich und verloren war. Wenn sie bei ihm war, „lechzte sie nach Liebe“ und hatte keinen eigenen Willen.
> Als ich das bemerkt hatte, kam mir ein Verdacht, was Jewels ungewöhnliche Hingabe an ihre Klienten mit niedrigem Einkommen betraf, der sich schließlich auch als richtig herausstellte. Wie im Falle ihres Verlobten, brauchte sie dringend deren Anerkennung und brachte viel Zeit und Mühe auf, um sie zu bekommen und zu „beweisen“, was für ein wertvoller Mensch sie doch war. [AE]

Statt bedingungslos zu lieben, was sie ehrlich zu tun glaubte, war Jewels Liebe sehr wohl an Bedingungen geknüpft. Sie erzielte die „guten“ Resultate, die sie wollte oder brauchte, aber sie war nicht wirklich „sie selbst“, und deshalb mangelte es ihrem Verhalten an Integrität. So ist Richtlinie 5 nicht gemeint.

Marshall Rosenberg, Direktor des Center for Compassionate Communication (Zentrum für mitfühlende Kommunikation) in Sherman, Texas, erzählt die Geschichte einer Frau, die ihren Mann darum bat, weniger Zeit damit zu verbringen, mit seinen Kumpels Karten zu spielen. Er beschloss, ihr den Gefallen zu tun, und begann stattdessen Golf zu spielen. Seine Frau war aufgebracht darüber, denn sie hatte erwartet, dass er mehr Zeit mit ihr verbringt, und diese Erwartungen waren nicht erfüllt worden. Sie hatte ihm gesagt, was sie *nicht* will, aber sie hatte nicht gesagt, *was* sie will! Das Einmaleins der Kommunikation ist, zu sagen, was Sie wollen, und von Ihrem Partner nicht zu erwarten, dass er Ihre Gedanken liest.

Angenommen, der Mann hätte seine Frau gefragt: „Was meinst du, würde passieren, wenn ich das Kartenspielen mit meinen Kumpels aufgäbe?“ Sie würde antworten: „Du würdest mehr Zeit mit mir verbringen.“ Damit hätte er eine genauere Vorstellung davon, was sie wirklich will. Sie entdecken vielleicht, was Ihr Partner *wirklich* will, indem Sie ihn fragen: „Was, meinst du, würde passieren, wenn ich das ausgäbe, was du nicht willst, dass ich tue?“ Mit dieser Frage erhalten Sie *manchmal* eine klare Antwort darauf, was Ihr Partner will.

Ted beschließt, das Gedankenlesen zu lassen:

> Meine Frau Yolanta erwartet manchmal von mir, dass ich ihre Gedanken lese, und wird ärgerlich, wenn ich es nicht kann. Wenn ich bemerke, dass sie ein wenig ärgerlich ist, rate und frage ich jetzt normalerweise, was in ihr vorgeht und welche unerfüllten Wünsche dahinter stecken. „Findest du, dass mir auffallen sollte, wie müde du bist, und möchtest du, dass ich das Abendessen zubereite?“ Im Laufe der Zeit werde ich besser darin, zu raten. Dieses Raten und Fragen ist eine ausgezeichnete Übung für mich.
>
> Hier ist ein weiteres Szenario: Wenn Yolanta wütend (nicht nur ein wenig ärgerlich) auf mich ist, bin ich für gewöhnlich auch wütend auf sie und konzentriere mich auf meine eigenen Soll-Vorstellungen, meinen Ärger und meine Wut. Ich erinnere sie eventuell mit scharfer Stimme daran, dass mein Standpunkt es auch wert ist, berücksichtigt zu werden. Mein Groll, mein Ärger, meine Wut enthalten immer ein oder zwei „Soll-Vorstellun-

gen". Erstens bemerke ich, wie sehr ich doch im Recht bin. Zweitens denke ich, Yolanta sollte einsehen, was an meinem Standpunkt doch so offensichtlich gerechtfertigt ist. Doch dann denke ich, dass an *jedermanns* Standpunkt etwas richtig ist, egal für wie verrückt *ich* ihn halte. Und wenn das stimmt, dann ist auch an Yolantas Standpunkt etwas richtig. Was könnte das sein?

Manchmal, aber nicht immer, erforsche ich Yolantas Seite später noch einmal nur für mich, ohne meinen Standpunkt zu erklären oder zu verteidigen. Wenn sie ärgerlich ist, bemühe ich mich oft darum, ihr auf irgendeine Weise entgegenzukommen, nachdem sich meine eigene Verärgerung gelegt hat. Ich sage etwas wie: „Yolanta, ich möchte dich verstehen, auf deine Weise. Warst du wütend auf mich, als du die Tür zugeschlagen hast?" (Oder was immer sie gesagt oder getan hat, das mir als Stichwort dafür dient, dass etwas bei ihr nicht in Ordnung ist.) Ich spiegle zurück, was immer sie darauf sagt: „Mal sehen, ob ich dich richtig verstehe. Meinst du …?" (An dieser Stelle frage ich vielleicht noch weiter.) „Ist es das, worauf du hinauswillst?" Wenn sie bestätigt, dass ich sie tatsächlich verstehe, auf ihre Weise, frage ich vielleicht: „Gibt es noch etwas, das du mir mitteilen möchtest?"

Wenn ich Yolantas Gefühle eingehend erforsche, hoffe ich, Antwort auf zwei Fragen zu bekommen:

- Was will sie?
- Wie sieht ihre grundlegende Einstellung aus?

Die Antwort auf diese beiden Fragen ergibt sich für gewöhnlich, während wir erforschen, aus welchen Gründen ihr Standpunkt gerechtfertigt ist. Es könnte zum Beispiel sein, dass sie möchte, dass ich mehr Pflichten im Haushalt übernehme. Ihrem Wunsch liegt für gewöhnlich die Einstellung zugrunde, was sie für fair hält. Wie viele von uns ist sich Yolanta über ihre Absichten, Ziele,

> Wünsche oder Bedürfnisse manchmal nicht im Klaren. Wenn ich mich dafür entscheide, Richtlinie 5 anzuwenden, dann betrachte ich es als meine Pflicht, Yolanta herausfinden zu helfen, was ihre Wünsche sind. Im Anschluss daran erforsche ich mein Inneres danach, was ich ehrlich tun kann, um ihre Wünsche zu unterstützen, ohne meine eigene Integrität zu untergraben. [TC]

Der Psychologe Carl Rogers sagte einst, dass nur ganz kleine Kinder und sehr reife Erwachsene genau wissen, was sie wollen. Die Mehrheit der Menschen, implizierte er (obwohl wir bezweifeln, dass Dr. Rogers es so ausgedrückt hätte), sind zu neurotisch, um zu wissen, was sie wirklich wollen, wenn sie emotionale Probleme haben. Angenommen, er hat damit Recht, erklären wir aufgrund der REVT, dass die Mehrheit der Menschen, das, was sie *wirklich* wollen, damit verwechseln, was sie meinen, dass sie wollen *sollten*. Nur sehr wenige Menschen wissen genau, was sie in ihrem Leben erreichen wollen, haben eine Liste mit bestimmten Zielen oder treffen intelligente Entscheidungen in Bezug auf ihre eigenen Wünsche und Bedürfnisse. Wenn wir ihre dogmatischen *Soll-Vorstellungen* über dieses und ihre *Muss-Vorstellungen* über jenes ausräumen, werden sie sich viel klarer über ihre Absichten, Ziele, Wünsche und Bedürfnisse.

Im Sinne von Richtlinie 5 betonen wir, dass es wichtig ist, den Partner auf liebevolle Weise zu unterstützen. Es ist daher sehr nützlich, Liebe mit Geben zu verbinden. Leider betrachten nicht alle Menschen Liebe als Geben.

> In meiner ursprünglichen Fassung von *How to Live with a Neurotic* schrieb ich, dass eine emotional gestörte Person, wenn sie sagt: „Ich liebe dich", in Wirklichkeit meint: „Wie wunderbar es ist, dass du mich liebst und meinem Leben damit einen Sinn gibst." „Neurotiker", sagte ich, „verlieben sich oft unsterblich: das heißt, sie sind besessen von der Person, die sie lieben soll. Sie sind aber kaum imstande, selbst Liebe zu geben, einem

> Menschen helfen zu wollen, sich zu dessen eigenem Wohle weiterzuentwickeln und glücklich zu sein." [AE]

Hier liegt der Schwerpunkt darauf, Liebe zu bekommen – nicht zu geben –, und das führt zu vielen Missverständnissen. Um mit Ihrem Partner auf reife Art und Weise zu kommunizieren, wenden Sie Richtlinie 5 an, deren Schwerpunkt auf der wahren, gebenden Liebe liegt.

Lieben und Geben

Liebe, die auf Geben beruht, zu unterstützen, ist für Ted und Yolanta eine ganz besondere Herausforderung. Yolanta ist Katholikin, und Ted ist als Agnostiker nicht einmal ein Christ.

> Als ich Yolanta fragte, was ihr Lebensziel sei, antwortete sie: „Mehr von Gottes Liebe zu erleben." Ich bin nicht sicher, ob es einen Gott gibt, geschweige denn, dass er Liebe zu geben hat, also fragte ich mich: „Wie kann ich Yolantas Ziel unterstützen, das so vage ist? Wie kann ich das tun, ohne damit meine eigene Selbstachtung oder Integrität zu verletzen?" Anfangs war das eine ziemliche Herausforderung für mich. Eigentlich ist es das noch immer. Ich erforschte im Geiste verschiedene Möglichkeiten und entwickelte nach und nach eine brauchbare Lösung.
>
> Ich erkannte, dass sie die Liebe Gottes erfahren wollte, indem sie die Messe besuchte. Gut, dann würde ich mit ihr die Messe besuchen, einfach um sie zu unterstützen. Ich brauche nichts anderes zu tun, als emotional bei ihr zu sein. Es ist nicht meine Aufgabe, sie zu ändern, sie von einer anderen Ansicht zu überzeugen oder ihr zuzustimmen oder zu widersprechen. Allein das ist eine Herausforderung für mich. Doch als ich mit Yolanta zur Messe ging, fühlte ich mich oft gelangweilt, und dass ich mich langweilte, war ihr keine Unterstützung.

Indem ich mich mit meiner Langeweile auseinander setzte, erlebte ich den Besuch der Messe anders und verbesserte unsere Beziehung. Ich beschloss, mir zu erlauben, gelangweilt zu sein, aber auch „neue Elemente“ wahrzunehmen, die ich während der Messe bemerkte. Die „neuen Elemente“ verliehen dem üblichen Ritual der Messe etwas Interessantes und Frisches, so dass meine Langeweile erheblich nachließ oder manchmal ganz verschwand. Ich versuchte, diese „neuen Elemente“ nach der Messe mit ihr zu teilen. Nach kurzer Zeit bemerkte sie ebenfalls „neue Elemente“, die sie dann auch mit mir teilte. Jetzt gehen wir fast nach jeder Messe einen Happen essen und besprechen unsere „neuen Elemente“.

Die Messe dient mir häufig zur Meditation, und das, was dort gesagt oder getan wird, inspiriert mich dazu, ein Problem, das mich gerade beschäftigt, zu verstehen. Ich bewerte fast nie, wie gut oder wertvoll ein „neues Element“ sein mag. Meine „neuen Elemente“ können ganz trivial oder ungemein bedeutungsvoll sein oder irgendetwas dazwischen. Die meisten sind nebensächlich oder trivial, aber es macht Spaß, sie mit jemandem zu teilen.

Ein triviales Beispiel ist etwa, dass mir auffällt, wie viele Glühbirnen durchgebrannt oder wie viele Fenster an einem heißen Tag geöffnet sind; ich konzentriere mich auf die Blumenarrangements oder ob mir gefällt, wie der Chor singt.

Ein tiefgründigeres Beispiel für ein „neues Element“ ist, dass mir einmal meine Empfindungen auffielen, die ich hatte, als das Sommerlicht durch ein Fenster auf die Statue der Jungfrau Maria schien und sie wunderschön aussehen ließ. Ich bewunderte das Talent des Bildhauers und wie es ihm gelungen war, dass die Statue so lebendig wirkte. Das war offensichtlich ein Kunstwerk, das mit viel Liebe geschaffen worden war. Zu meiner Überraschung und im Widerspruch zu meinen agnostischen Überzeugungen „verliebte“ ich mich in die Jungfrau

Maria, als ob sie eine lebendige Frau wäre. Plötzlich wurde mir klar, wie es möglich ist, dass Katholiken emotional an widersprüchliche Dinge glauben und sie als ein Mysterium betrachten, das man akzeptiert, ohne dass dies die Logik ihres Glaubens erschüttert.
Ein „neues Element“ ist etwas, das Sie erleben, als würden Sie es zum „ersten Mal“ sehen. Natürlich haben Sie schon einen Sonnenuntergang gesehen, aber ein bestimmter Sonnenuntergang mag völlig „neu“ erscheinen. Ich habe Yolanta früher schon schön gefunden, aber heute hat ihre Schönheit für mich etwas Neues, Lebendiges und Frisches. Ich erlebe fast jedes Mal während der Messe ein „neues Element“. Jeder von uns erlebt in bestimmten Situationen „neue Elemente“, aber häufig wissen wir sie nicht zu schätzen, oder sie gehen unbemerkt an uns vorbei.
Worauf ich hinauswill, ist, dass es eine lohnende und anregende Herausforderung sein kann, die Absichten, Ziele, Wünsche und Bedürfnisse Ihres Partners liebevoll zu unterstützen. Sie können daraus ein Dauerprojekt machen, das Ihnen zur Verfügung steht, ohne dass Sie im Gegenzug dafür ebenfalls Liebe erwarten.
Yolanta und ich machen uns kaum je Gedanken darüber, wie trivial oder tief schürfend, wie positiv oder negativ ein „neues Element“ ist. Einfach alles ist Wasser auf unseren Mühlen. Diese „neuen Elemente“ miteinander zu teilen kann dazu führen, dass wir unsere Beziehung, Poesie, familiäre Werte, unsere Geschichte, das Christentum, den Buddhismus, den Hinduismus, den Islam, Theologie, Psychologie, Tratsch, unsere Geldangelegenheiten, Politik, Wirtschaft, Geschichte oder ein beliebiges anderes Thema erforschen. Manchmal bringen uns unsere „neuen Elemente“ wirklich weiter. Ein anderes Mal führt ein „neues Element“ zu gar nichts, außer dass wir es erwähnen und miteinander teilen. Wir erwarten keine bestimmten Ergebnisse, wenn wir uns unsere „neuen Elemente“ mitteilen; sie bereiten uns einfach Vergnügen. [TC]

Integrität

Unsere Vorstellung von Integrität unterscheidet sich ein wenig von der Definition, die im Wörterbuch steht, und wir meinen, sie ist es wert, von Ihnen in Betracht gezogen zu werden. Wir definieren Integrität so, dass Sie „Überzeugungen und Aussagen, die Ihren eigenen Ansichten über die ‚Realität' widersprechen, ehrlich akzeptieren und Ihren Standpunkt entsprechend anpassen". Wenn Sie Integrität besitzen, dann stellen Sie sich und ringen mit Ihren eigenen Widersprüchen, Dilemmas und Ängsten, damit Sie wachsen und Ihrer Selbstverwirklichung näher kommen können. Integrität ist ein Bestandteil der „Wahrheit", wie Sie sie im Augenblick verstehen, während Sie so flexibel bleiben, Ihr Verstehen zu ändern, wenn Sie mit widersprüchlichen Informationen oder Überzeugungen konfrontiert werden.

Al hatte Probleme mit zahlreichen seiner Klienten, die viel herkömmliche Integrität besitzen und aufrichtig an ihren unbeliebten Ansichten festhalten, selbst wenn sie von anderen für solche Ansichten bestraft werden.

> Manchmal rate ich ihnen jedoch, ihre Meinung für sich zu behalten, um in ihrem Beruf und ihren persönlichen Beziehungen besser anzukommen.
>
> Mack fand die meisten Sportveranstaltungen „kindisch" und „idiotisch" und verbreitete dies auch lautstark in seinem Büro. Er machte sich einige seiner Mitarbeiter zum Feind, was dazu führte, dass sie seine Arbeitsplanung sabotierten und er beinahe gefeuert wurde. Er hasst Sportveranstaltungen zwar noch immer, doch indem er seinen Mund hält, wenn ein großes Ereignis bevorsteht, kommt er mit seinen Mitarbeitern viel besser aus.
>
> Mack hielt starr und dogmatisch an seiner ehrlichen Meinung über Sport fest; für ihn hatte Sport absolut nichts Gutes an sich. Er besaß also Integrität – herkömmliche Integrität – sowie Engstirnigkeit. Es fiel mir schwer,

> ihn dazu zu bringen, einige Vorteile von Sport und Sportveranstaltungen zuzugeben, aber es fiel ihm leicht, über die Nachteile zu lästern. Als REVT-Hausaufgabe sollte er etwas Gutes am Sport finden. Er kam zu der Ansicht, dass Sport vielen Menschen Freude bereitet und direkt und indirekt viele Arbeitsplätze schafft. Mit dieser besseren Meinung konnte er Sport noch immer ablehnen, aber nicht so starr und unbeherrscht. [AE]

Auch in engen Beziehungen ist es angebracht und in Ordnung, Integrität zu besitzen. Doch auch hier funktioniert sie häufig nicht, wenn sie einseitig ist. Eine andere Klientin Als, Vera, hasste Raucher.

> Ihrer Meinung nach brachten sie nicht nur sich selbst um, sondern auch andere Menschen, indem sie die Luft verschmutzten. Ihr Mann Hal sah ihren Standpunkt weitgehend ein und hörte ganz mit dem Rauchen auf, als er sie kennen lernte. Das war in Ordnung, aber sie verhielt sich noch immer abscheulich, indem sie zwanghaft und unaufhaltsam gegen Menschen, die in der Öffentlichkeit rauchten, zu Felde zog, Freunde tyrannisierte, selbst wenn sie ihr beim Rauchen aus dem Weg gingen, endlos gegen das Rauchen wetterte und beinahe handgreiflich wurde, wenn Leute in Restaurants in den dafür vorgesehenen Bereichen rauchten. Genug war genug! Hal bestand darauf, dass Vera sich mit ihrer lästigen Besessenheit helfen ließ.
>
> Ich zeigte ihr in den REVT-Sitzungen, dass Hal sie für ihre mutige Integrität bewunderte. Immerhin war sie bereit, an ihrem Standpunkt festzuhalten, selbst wenn sie einige ihrer besten Freunde verlor (einige verzichteten in ihrer Anwesenheit darauf, zu rauchen, „stanken aber noch immer fürchterlich nach Rauch"). Hal wies aber auch darauf hin, dass er genug hatte, dass er ihr zwanghaftes Verhalten satt hatte, dass er meinte, sie gehe zu weit und er sich nicht davon einschränken lassen wollte,

dass sie so viele Menschen abschreckte. Obwohl er auch gegen das Rauchen war, lehnte er es aber ab, wie sie öffentlich dagegen vorging, und während er zwar *Vera* nicht hasste, so hasste Hal aber doch einiges an ihrem *Verhalten.*

Mit meiner Hilfe begann Vera, ihre Abneigung gegen das Rauchen für sich zu behalten, und kam sofort viel besser mit Hal und ihren Freunden aus. Wunderbar! Sie war aber noch immer wütend auf Raucher und kochte innerlich vor Wut über deren „Terror" gegen Nichtraucher. Ich schlug also die REVT-Übung vor, eine Kosten-Nutzen-Aufstellung über das Rauchen anzufertigen. Sie machte eine Liste von Dingen, die sie an die unabsichtliche Dummheit der Raucher und den Schaden, den sie verursachten, erinnerte. Ihre Liste enthielt folgende „guten" Gründe für das Rauchen:

- Rauchern ist oft gar nicht bewusst, welchen Schaden sie anderen zufügen; sie sind einfach unwissend.
- Raucher leugnen den Schaden, den sie sich selbst zufügen, oder sie sind einfach zu dumm, ihn wahrzuhaben.
- Wenn Rauchern klar ist, wie schädlich das Rauchen ist, dann sind sie oft wirklich süchtig danach. Es fällt ihnen äußert schwer, damit aufzuhören.
- Manche Raucher rauchen, weil es sie beruhigt. Sie sind sehr unruhig, und das Rauchen hilft ihnen vorübergehend, diese Unruhe zu mildern.
- Einige Raucher rauchen aus Langeweile.
- Einige Raucher arbeiten besser, wenn sie rauchen, wie etwa ein Schriftsteller, der an einem schwierigen Stück arbeitet.
- Es gibt Menschen, denen nur das Rauchen und sonst nichts im Leben Freude bereitet.
- Manche Leute rauchen, um ihren abhängigen Freunden zu helfen, die nicht aufhören können und die sich

sehr schuldig fühlen würden, wenn sie alleine rauchten.
- Einige Teenager rauchen, weil es ihre Freunde auch tun und man sich über sie lustig machen würde, wenn sie es nicht täten.

Vera erstellte ihre Liste mit „guten“ oder „entschuldbaren“ Gründen für das Rauchen und ging sie in ihrem Geiste mehrmals am Tag durch. Nachdem sie das einen Monat lang getan hatte, wurde sie vielen Rauchern gegenüber weit toleranter. Sie war immer noch gegen das Rauchen, unterstützte Bildungsmaßnahmen gegen das Rauchen und riskierte, manche Menschen mit ihren ausgeprägten Ansichten zu beleidigen. Sie war jedoch so flexibel, zuzugeben, dass Rauchen nicht jederzeit für jeden absolut schlecht war, und wurde Rauchern gegenüber viel nachsichtiger. Hal war dankbar dafür, dass sie an ihrer Toleranz, arbeitete und betrachtete dies als Liebesbeweis ihm gegenüber. Sie kommunizierten besser miteinander und kamen sich noch näher. [AE]

Wenn Sie die Absichten, Ziele, Wünsche oder Bedürfnisse Ihres Partners unterstützen, ist es wichtig, Ihrem Partner das Recht zu gewähren, im Unrecht zu sein und Fehler zu machen. Dieses interessante Thema werden wir im nächsten Kapitel näher betrachten.

10

Richtlinie 6: Gewähren Sie Ihrem Partner das Recht, Fehler zu machen

Gewähren Sie Ihrem Partner das Recht, Fehler zu machen. Respektieren Sie, dass Sie beide das Recht haben, fehlbar zu sein – das unveräußerliche Recht, Fehler zu machen und aus Ihren Erfahrungen und Irrtümern zu lernen. Gestehen Sie nicht nur sich selbst das Recht zu, ein Mensch zu sein, der eben fehleranfällig ist!

Al schuf den Ausdruck „das Recht, Fehler zu machen", als er begann, die REVT anzuwenden.

> Mir wurde klar, dass die Menschen sich meistens dann aufregen, wenn sie einen Fehler erkennen, sich aber weigern, sich selbst oder anderen das Recht zuzugestehen, Fehler zu machen. Seit damals habe ich unzähligen Menschen in meinen Therapiesitzungen, meinen Vorträ-

gen und Seminaren mit meinen Büchern und Kassetten geholfen, sich weniger aufzuregen. Mich eingeschlossen! [AE]

„Das Recht, Fehler zu machen“, ist in der Tat beinahe unumstößlich. Menschen sind menschlich, und deshalb außerordentlich fehlbar. So werden sie geboren und so werden sie erzogen. Da gibt es kein Entkommen! Dadurch haben sie ganz offensichtlich das Privileg, das Vorrecht und die Berechtigung, während ihres Lebens unzählige Fehler zu machen. Wie auch nicht?

Und was noch wichtiger ist, obwohl Sie als fehlbarer Mensch viele Dinge lernen, indem Sie etwas ausprobieren und dabei Fehler machen, haben Sie das Recht – und wiederum das Privileg –, es zu unterlassen, aus ihren Fehlern zu lernen, dieselben dummen Fehler immer wieder zu machen. Eindeutig. Zweifellos. Wenn Sie möchten, begehen Sie dieselben Irrtümer immer wieder, obwohl Sie schon beim letzten Mal darunter gelitten haben. Es ist auf jeden Fall gut, wenn Sie Ihre Fehler erkennen und, wie wir hoffen, lernen, in der Zukunft weniger Fehler zu machen. Aber Sie *müssen* es nicht lernen. Sie brauchen sich auch keine Vorwürfe zu machen, wenn Sie es nicht lernen. Sie haben immer noch das Recht, das beinahe heilige Vorrecht, Fehler zu machen.

Flora war eine Perfektionistin, die Denny, dem Mann, mit dem sie zusammenlebte, für beinahe jeden Fehler, den er begang, Vorwürfe machte, sei es in Bezug auf sein Geschäft, auf ihre Beziehung, auf seine Freunde, auf Sport … alles, was man sich vorstellen kann. Denny gab Flora das Recht, Fehler zu machen und ihn „übermäßig“ zu kritisieren. Aber sie wies ihn vor anderen zurecht, besonders vor seinen Geschäftspartnern, die ihn deshalb für weniger kompetent halten könnten, als er war. Er versuchte, sie dazu zu bringen, dies nur zu tun, wenn sie allein waren, so dass er die REVT-Prinzipien anwenden und ihr Verhalten zwar ablehnen konnte, sich aber nicht darüber ärgern würde. Ohne Erfolg. Sie machte seine „Misserfolge“ weiterhin publik – natürlich, um ihm zu „helfen“ – und trug in

Wirklichkeit dazu bei, dass seine Geschäftspartner ihr Vertrauen in ihn verloren. Denny drohte, sie gegen eine nicht-perfektionistische Partnerin „einzutauschen“, und nach einer Weile meinte er es auch so.

Flora wurde klar, dass es Denny ernst damit war, ihrer öffentlichen Kritik Einhalt zu gebieten, er sich wegen seiner REVT-Schulung darüber aber nicht emotional erregte. Also vereinbarte sie mit Al ein paar Termine für einige REVT-Sitzungen. Sie lernte, dass er, obwohl so manche ihrer Kritiken sachlich richtig war – er machte beispielsweise grammatikalische Fehler und weigerte sich, sie zu korrigieren –, das Recht hatte, „Fehler“ zu machen, und nicht alles richtig machen musste. Ihre ständige öffentliche Nörgelei war insbesondere aus mehreren Gründen „falsch“:

1. Sie beeinträchtigte Dennys Geschäftsbeziehungen.
2. Sie machte sie für ihn weniger liebenswert.
3. Sie bewirkte, dass sie sich selbst darüber aufregte und Kopfschmerzen bekam.
4. Sie schreckte einige ihrer Freunde ab, die dachten, dass Denny zu einem „Miststück“ wie ihr viel zu nett war.
5. Sie war ein äußerst unperfektes Verhalten für eine Möchtegernperfektionistin wie sie.
6. Sie bestand darin, sich ihrem obsessiv-zwanghaften Verhalten hinzugeben.
7. Sie verhinderte, dass sie selbst mehr Freude an ihrem Leben hatte.

Flora sah die Nachteile ihrer öffentlichen Kritik an Denny allmählich ein, aber derjenige, der ihr am meisten ausmachte, war, dass sie für Denny deshalb weniger liebenswert war. Er war der erste Mann, der sie trotz ihres Perfektionismus beinahe völlig akzeptierte, und sie wusste, wenn sie ihn verlor, würde sie vielleicht keinen so toleranten Partner mehr finden. Sie musste ihr Verhalten ändern, wenn sie bei Denny bleiben wollte.

Eine Zeit lang bemühte sich Flora extrem, eine „perfekte Nichtperfektionistin“ zu sein, ihre Kritik an Denny aufzugeben, gleichgültig und schon fast zu nachsichtig zu werden. Aber sie wiederholte ihre REVT-Hausaufgaben mit Nachdruck für sich selbst: „Denny hat das Recht, Fehler zu machen, weil er als Mensch fehlbar ist! Alle Menschen haben das Recht, Fehler zu machen. Das liegt in ihrer Natur! Ja, ich auch. Ich bin kein Idiot, weil ich Denny so zugesetzt habe. Aber ich verhalte mich sehr idiotisch. Ich sollte lieber aus meinen Fehlern lernen. Ich muss aber nicht. Es wäre aber viel vernünftiger!“

Innerhalb einiger Wochen gewährte Flora sowohl Denny wie auch sich selbst das Recht, Fehler zu machen. Sie brachte diesen Grundsatz auch ihrer Mutter, ihrer Schwester und zwei Freundinnen bei. Ihn anderen beizubringen machte es ihr leichter, ihn selbst anzuwenden. Später bemerkten ihre Freunde, dass Flora und Denny wahrscheinlich das toleranteste, nachsichtigste Paar waren, das sie kannten.

Stolz darauf zu sein, Recht zu haben, kann ein Fehler sein

Haben Sie jemals jemanden getroffen, der sich noch *nie* geirrt hat? Wer hat noch *nie* einen Fehler gemacht? Haben Sie *immer* Recht? Haben Sie noch *nie* einen ernsthaften Fehler begangen? Sind Sie bereit, ihre Fehler zuzugeben? Oder sind Sie stolz darauf, *immer* Recht zu haben? Meinen Sie, dass die Fehler, die Ihr Partner macht, Ihnen nicht passieren könnten: „Das würde ich *nie* tun!“

Wir haben noch niemanden getroffen, der sich noch nie geirrt oder noch nie einen Fehler gemacht hat. Ja, auch wir selbst haben nicht immer Recht. Wir haben Fehler gemacht und machen sie noch immer.

Ted weigerte sich jedoch häufig, seine Fehler zuzugeben, und zeigte sich nach außen hin als jemand, der (fast) immer Recht hatte:

Ich konnte immer alles rational erklären, um mein Image aufrechtzuerhalten. (Ich arbeite immer noch daran, Fehler zuzugeben und die Konsequenzen eines Fehlers zu akzeptieren.) Ich war stolz darauf, reifer und besser als meine erste Frau zu sein, weil ich mich nicht so unreif verhielt wie sie. Dann las ich eines Tages, dass die Menschen für gewöhnlich ungefähr „dieselbe" emotionale Reife (oder Unreife) besitzen wie der Partner, den sie heiraten. Diese Aussage fand ich interessant und spannend. An jenem Abend lag ich im Bett und dachte darüber nach, wie sich dieser Gedanke auf mich anwenden ließ. „Bedeutet dies, dass ich mich emotional auf ihrem Niveau befinde?", fragte ich mich voller Schrecken. Diese Vorstellung war für mich so entsetzlich, dass ich sofort antwortete: „Ich kann nicht so unreif sein! Ich mache nicht das, was sie macht." Mir war aber auch bewusst, dass ich in gewissem Maße emotional unreif war. „Konnte ich emotional ebenso unreif sein wie sie, auch wenn sich das bei mir anders äußerte?" fragte ich mich noch einmal.

Ich kämpfte die ganze Nacht mit dieser Frage und konnte kaum schlafen. Als der Morgen anbrach, gab ich schließlich widerwillig zu: „Ja, meine emotionale Reife entspricht ihrem Niveau." Und: „Obwohl ich nicht mache, was sie macht, mache ich etwas Entsprechendes. Alles in allem bin ich weder reifer noch besser als sie. Ich besitze aber eine gewisse Reife, die sie nicht hat, und sie besitzt eine gewisse Reife, die ich nicht habe." Wenn wir der Reife des anderen offener gegenüberstünden, könnten wir voneinander lernen, dachte ich. Und in gewisser Weise taten wir genau das, wir schafften es irgendwie, voneinander zu lernen.

Leider ist es oft charakteristisch für emotionale Unreife, dass man sich weigert, von der Reife der anderen zu lernen. An jenem Morgen kam ich zu dem Schluss, dass meine Frau und ich emotional reif und/auch emotional unreif waren. Und/auch! Auf diese Weise konnte ich mich mit der Unreife meiner Frau abfinden und sie nicht mehr völlig dafür verurteilen, dass sie Fehler machte. Ich gewährte uns beiden das Recht, Fehler zu machen. Ich war ebenfalls „da unten“ auf ihrem Niveau. Ich gewann an Demut und verlor ein wenig, aber nicht alles, von meinem emotionalen Bedürfnis, zu beweisen, dass ich besser oder überlegener war als andere. Auf diese Weise gelang es mir, meine Fehler bereitwilliger zuzugeben und anderen ihre zu erlauben. Seit damals habe ich diese Lektion auf verschiedene Arten gelernt. [TC]

Sie haben das Recht, Fehler zu machen

Wie Shakespeare es so prägnant ausdrückte: „Irren ist menschlich.“ In Richtlinie 6 formulieren wir es ein wenig anders.

Gewähren Sie Ihrem Partner das Recht, Fehler zu machen. Respektieren Sie, dass Sie beide das Recht haben, fehlbar zu sein – das unveräußerliche Recht, Fehler zu machen und aus Ihren Erfahrungen und Irrtümern zu lernen. Gestehen Sie nicht nur sich selbst das Recht zu, ein Mensch zu sein, der eben fehleranfällig ist!

Warum ist das Recht, Fehler zu machen, unveräußerlich? Antwort: Wir alle wurden als fehlbare Menschen geboren. Fehler zu machen ist für Menschen unvermeidbar. Sie machen sie auch, nicht wahr? Wenn dem so ist, dann ist es für Sie und andere viel einfacher, dies auch zuzugeben. Erinnern Sie sich an Ben Franklins wiederholte Aussage: „Aber ich könnte mich natürlich irren. Was meinen Sie?“ Wenn Sie glauben, Ihr Partner hat einen Fehler gemacht, könnten Sie Franklins Überlegung umformulieren: „Du erinnerst mich an mich selbst. Ich mache Fehler. Vielleicht liege ich mit meiner Schlussfolgerung falsch. Was meinst du?“

Wenn Ihr Partner Sie angreift, weil Sie einen Fehler gemacht haben, können Sie sich selbst die rhetorische Frage stellen: „Kann ich mir selbst erlauben, einen Fehler zu machen?“ Und Sie können natürlich antworten: „Ja, ich habe das

Recht, einen Fehler zu machen!" Am wichtigsten ist aber, sich selbst und Ihrem Partner das Recht zu gewähren, Fehler zu machen. Und wenn es um Sie geht, erlauben Sie sich selbst, Ihre Fehler einzugestehen, zumindest versuchsweise: „Vielleicht habe ich einen Fehler gemacht. Betrachten wir die Situation doch einmal etwas genauer." Wenn Ihr Partner dann sagt: „Nein, ich glaube, du hast keinen Fehler gemacht", dann besteht zwischen Ihnen eventuell ein Meinungsunterschied, den Sie gemeinsam besprechen können.

Lernen Sie aus Ihren Fehlern

Fehler gehören dazu, um zu lernen. Sie machen Sie vielleicht auf Ihre Grenzen aufmerksam. Sie zeigen Ihnen, dass Sie Ihr Vorgehen ändern „müssen". Wie wir es in Richtlinie 6 formulieren, haben Sie das „Recht, aus Ihren Erfahrungen und Irrtümern zu lernen". Und Ihr Partner hat ebenfalls das Recht, aus seinen eigenen Erfahrungen und Irrtümern zu lernen. Sie können untersuchen, was Ihr Partner aus einigen Fehlern gelernt hat, die er zugibt. Wenn Sie ähnliche Erfahrungen wie Ted gemacht haben, sind Sie vielleicht entsetzt darüber, wie wenig Ihr Partner zu lernen scheint. Diese Situation bietet aber vielleicht wieder eine gute Gelegenheit dafür, Ihre Meinungsunterschiede gemeinsam zu besprechen und zu ergründen, statt Ihrem Partner zu sagen, was er hätte lernen sollen.

Elena kam zu einigen REVT-Sitzungen zu Al, um ihren Ärger über ihre Geschäftspartnerin Nora zu überwinden, die endlos darüber redete, was sie tun könnten, damit das Geschäft besser ginge – statt hart zu arbeiten, um wirklich etwas zu bewirken. Den REVT-Prinzipien entsprechend versuchte Elena damit aufzuhören, Nora wegen ihrer „Faulheit" Vorwürfe zu machen und Nora dazu zu bringen, zuzugeben, dass sie lieber redete als unangenehme Aufgaben zu erledigen, und sie wollte sich selbst nicht mehr für ihre Fehler verurteilen, sondern aus ihnen lernen. Elena war über die schwache Wirkung frustriert: Nora gab zu, dass sie ein wenig „faul" war, entschuldigte sich halbherzig dafür, dass sie Aufgaben aufschob, und machte so etwas wie einen Versuch, sich ihre Arbeit effizienter einzuteilen. Die Veränderungen waren aber nicht so einschneidend, wie Elena es erwartet hatte. Nora kam nicht früher zur Arbeit und blieb nicht länger und schob die Anrufe, die sie erledigen sollte, noch immer auf.

Elena war verärgert darüber, wie gering und unerheblich Noras „Lernerfolge" waren. Sie erinnerte sich allerdings an die REVT-Homilie: „Die Menschen haben das Recht, Fehler zu machen, ihre Fehler zuzugeben, ohne dass man ihnen dafür Vorwürfe macht, und das Recht, nicht aus ihren Fehlern zu lernen." Sie gewährte Nora diese Rechte und ärgerte sich weniger. Dann machte sie sich daran, ihren Meinungsunterschied mit Nora darüber, Aufgaben sofort zu erledigen statt sie aufzuschieben, zu besprechen und zu ergründen. Weil Elena nicht mehr wütend war, konnte Nora zuhören, über ihren Meinungsunterschied sprechen, sich bereit erklären, länger zu arbeiten, wenn Elena sie nicht mehr ständig überwachen würde, und Anrufe nicht mehr aufzuschieben.

Es ist hilfreich, Richtlinie 1 anzuwenden, wenn Sie daran arbeiten, zu akzeptieren, dass Sie und Ihr Partner sich weigern, etwas zu lernen: „Erlauben Sie sich selbst, Ihren Partner zu *beeinflussen*, aber *verlangen* Sie nicht, dass er sich ändern *muss*. Erlauben Sie auch ihm, Sie zu beeinflussen."

Für gewöhnlich fällt es uns leichter, aus eigenen Erkenntnissen, die aus unserem Inneren kommen, zu lernen, als aus Vorschlägen, die von außen kommen. Es ist üblicherweise besser, über Ihre Meinungsunterschiede zu sprechen und Ihre Unstimmigkeiten zu analysieren, als Ihrem Partner Ihre Maßstäbe und Überzeugungen aufzuzwingen.

Leider kann es sein, dass Sie und Ihr Partner, wie so viele andere Menschen auch, Ihre Fehler wiederholen, statt aus ihnen zu lernen. „Häufig scheine ich einen Fehler mehrmals wiederholen zu müssen", bemerkt Ted, „bevor mir emotional bewusst wird, dass mir mein Fehler etwas sagen möchte, das ich besser lernen sollte. Ich mache Fehler, um die angestrebten Ziele zu erreichen."

Yolanta entdeckte Richtlinie 6, als Ihr Vorgesetzter im Gesundheitszentrum, in dem sie arbeitete, sie eingehend darüber befragte, warum sie mir erlaubte, nach Mexiko zu fahren, um meinen Prostatakrebs auf alternative Weise behandeln zu lassen. Er lehnte alles andere als herkömmliche medizinische Behandlungen rigoros ab. Ich hatte meine eigenen Gründe, um einige der konventionellen medizinischen Behandlungen für Prostatakrebs abzulehnen. Yolanta war zwar auch gegen meine Entscheidung, aber sie unterstützte mich dennoch darin. Er als Arzt meinte, das wäre ein großer Fehler, und verlangte beharrlich von Yolanta, dass sie mir das nicht erlauben sollte, nicht erlauben dürfte. Sie erwiderte: „Das kann ich von Ted nicht verlangen, weil …" Wütend unterbrach er sie, weigerte sich, ihren Standpunkt anzuhören, und wurde noch lauter und ärgerlicher.

Je beharrlicher ihr Vorgesetzter wurde, desto mehr Widerstand regte sich in Yolanta. Ihr innerer Widerstand erinnerte sie daran, dass ich ihr erlaubt hatte, ihre eigenen Fehler zu machen, etwas, das es in ihrer Familie kaum gegeben hatte, etwas, das sie in ihrer Ehe zu schätzen wusste und das ihr eigene Erkenntnisse ermöglichte. Sie beschloss also, mich in meinem Recht, Fehler zu machen und daraus zu lernen, zu unterstützen. Sie ließ ihren Vorgesetzten Dampf ablassen, kündigte ihre Stelle und war ganz aufgeregt darüber, Richtlinie 6 verstanden zu haben. Übrigens ist ihr Vorgesetzter schon zum dritten Mal verheiratet und hat offenbar noch immer nicht erkannt, dass seine gebieterische Art seiner Ehe nicht gerade zuträglich ist. [TC]

(Teds Prostatakrebs wurde nicht geheilt, aber er hat gelernt, den Krebs im Zaume zu halten.)

Richtlinie 6 wahrt Ihre Integrität

Eines der Ziele von Richtlinie 6 besteht darin, die Integrität beider Partner zu wahren. Ein Teil dieser Richtlinie lautet: „Gestehen Sie nicht nur sich *selbst* das Recht zu, ein Mensch zu sein, der eben fehleranfällig ist!“ Unterstützen Sie die Integrität Ihres Partners und dessen „Recht“, ohne die Bürde Ihrer Soll- und Muss-Vorstellungen zu leben.

Wenn unsere Theorie stimmt, werden Sie mit der Neigung zu absolutistischen Soll- und Muss-Vorstellungen geboren und erzogen. Sie sind Teil unseres Menschseins. Unsere Absicht ist es, Ihnen zu helfen, sich deren nachteiliger Auswirkungen bewusst zu werden, sie zuzugeben, zu lernen, sie zu berücksichtigen, sie zu kompensieren und Gewohnheiten zu entwickeln, um sie umzuformulieren. Sie können Ihre Soll- und Muss-Vorstellungen und Ihre Forderungen in nützlichere, rationale Überlegungen umwandeln. Ihre Soll- und Muss-Vorstellungen sowie Ihre Forderungen durch „Es wäre besser, wenn …“ zu ersetzen ist ein einfacher und „müheloser“ Anfang. Wir wären aber wirklich überrascht, wenn es Ihnen gelänge, Ihre dogmatischen Soll- und Muss-Vorstellungen und – vor allem – Ihre impliziten, unausgesprochenen Forderungen völlig zu eliminieren.

Welche Theorie vertreten Sie in Bezug auf Fehler? Eine häufige, falsche Theorie lautet, dass ein Fehler nachdrücklich bestimmt, welche Konsequenzen daraus folgen. Hier stimmen wir wieder weitgehend mit der anerkannten Familientherapeutin Virginia Satir überein: „… nicht das Ereignis bestimmt, wie wir auf das Ereignis reagieren. Das hängt ganz von der eigenen Person ab. Wie wir reagieren, bestimmt und beeinflusst das Ereignis mehr als das Ereignis selbst.“ Zu glauben, dass das Ereignis „diktiert“, wie Sie darauf reagieren, ohne dass Sie selbst eine Wahl haben, ist an sich oft schon ein schwer wiegender Fehler.

Auch wenn Sie sich wünschen, ein Ereignis wäre nie passiert, neigen Sie zu Soll- und Muss-Vorstellungen. Sie sagen sich vermutlich selbst: „Das hätte nicht passieren dürfen“ oder „Es hätte anders ablaufen müssen“. Vielleicht geben Sie die

Tatsache zu, dass etwas passiert ist, aber dann wird „dieselbe“ Tatsache abgelehnt, weil sie so furchtbar ist, dass sie nicht hätte passieren sollen, *nicht hätte passieren dürfen*. Sie fordern, dass schlimme Tatsachen einfach nicht existieren.

Pauline war eine Klientin von Al mit vielen sinnlosen *Soll- und Muss-Vorstellungen* über vergangene, gegenwärtige und zukünftige Ereignisse. Insbesondere darüber, dass sie Walt nicht hätte heiraten sollen, der zwar (wie sie dachte) sehr nett, aber auch ausgesprochen hässlich war. Sie hätte wissen sollen, dass sein Aussehen ihr Sexleben beeinträchtigen würde. Ihr hätte klar sein sollen, dass sein nettes Verhalten sie mit der Zeit langweilen würde. Sie hätte erkennen müssen, dass er sich in seiner Anwaltskanzlei niemals sehr bemühen würde. Sie hätte vorhersehen müssen, dass ihre Tochter Jo ihn mehr lieben würde als sie. Und so weiter! Pauline war eigentlich sehr klug und talentiert, war Doktor der Medizin, Doktor der Philosophie und Magister für Gesundheitsvorsorge. Deshalb dachte sie, eine kluge Frau wie sie hätte von Anfang an wissen sollen, dass Walt nicht der richtige Mann für sie war und dass sie auf einen besseren Kandidaten hätte warten sollen, obwohl sie 35 war – „die besten Jahre hinter sich hatte“ –, als sie Walt kennen lernte.

Als Pauline in den REVT-Sitzungen mit Al lernte, dass auch sehr kluge Menschen das Recht haben, sich dumm zu verhalten, begann sie ihre scharfe Selbstkritik ein wenig einzuschränken. Ihr wurde auch klar, dass man nicht wirklich voraussagen kann, was in einer Beziehung fünf Jahre nach der Heirat passieren wird, dass sich die anderen potenziellen Ehemänner als viel schlimmer als Walt hätten erweisen können, dass sie seine „Hässlichkeit“ übertrieb, weil sie darauf fixiert war, und dass ihre Ehe eigentlich viele Vorteile hatte und nur wenig „Wesentliches“ fehlte. Nach einigen REVT-Sitzungen hörte Pauline damit auf, sich selbst für ihre

„furchtbare" Dummheit herabzusetzen und freundete sich mit ihrer angenehmen, wenn auch nicht ekstatischen Ehe mit Walt an.

Vorwürfe können eine Abwärtsspirale in das Selbstmitleid auslösen

Wenn Sie „schlimme" Ereignisse mit Soll- und Muss-Vorstellungen bewerten, neigen Sie dazu, anderen die Schuld zu geben oder sich selbst herabzusetzen und als Opfer der Umstände zu sehen. Auf diese Weise können Sie eine vermeidbare Abwärtsspirale, die zu emotionalem Schmerz, Depressionen, Wut oder Gewalt führen kann, auslösen.

Abe und Fay kamen zu Al zur Eheberatung. Sie hatten sieben Jahre lang eine ziemlich gute Ehe geführt, bis Abes Schmuckgeschäft Bankrott ging und Fay ihre Stelle als Lehrerin verlor. Dann begannen die Vorwürfe. Abe verurteilte sich selbst dafür, dass er so dumm gewesen war, (auf Drängen seines Vaters) ins Schmuckgeschäft einzusteigen, statt, wie er hätte *sollen*, ein gut bezahlter Steuerberater oder Anwalt zu werden. Fay blickte auf ihn herab, weil er sich nicht mehr für sein Geschäft einsetzte, wie er es unbedingt hätte tun *müssen,* und weil er es nicht verkaufte, bevor er Bankrott ging, was er doch hätte voraussehen *müssen*. Fay machte sich selbst Vorhaltungen darüber, dass sie Lehrerin geworden war, statt schwerer zu arbeiten, wie sie es hätte *können* und unbedingt hätte *sollen*, um Zahnärztin zu werden, und dass sie darauf bestanden hatte, ihre Wohnung teuer einzurichten, statt das Hochzeitsgeld und ihre Einkünfte für schlechte Zeiten zu sparen. Weil sie nicht gespart hatte, wie sie hätte *sollen*, hatten sie und Abe kein Geld, um sein Schmuckgeschäft zu retten oder ein Neues zu eröffnen. Abe war wütend auf Fay, weil sie keine andere Stelle, irgendeine Stelle, annehmen wollte, was sie *sollte*, um ihm finanziell über die Runden zu helfen.

Abes und Fays Kritik an sich selbst und aneinander ruinierte ihre Beziehung. Mit ihren ständigen Soll-Vorstellungen erlaubten sie einander nicht, Fehler zu machen, und verachteten einander schließlich; sie hassten sich und ihr Verhalten. Außerdem dachte jeder, der andere habe kein Recht, ihn so „ungerecht" zu kritisieren, obwohl er dasselbe tat. Das erzeugte noch mehr Hass. Ihre brutalen Anschuldigungen und Vorwürfe stimmten natürlich faktisch zum Teil, denn jeder von ihnen hatte menschliche Schwächen – eine Tatsache, auf die Fay Abe regelmäßig aufmerksam machte und die Abe „Faye um die Ohren warf". So steigerten sie ihren Hass dem anderen und sich selbst gegenüber.

Was für ein Schlamassel! Es erforderte einige Monate intensiver REVT-Arbeit, um zuerst Abe und dann ein wenig später Fay zu helfen, ihre Soll- und Muss-Vorstellungen, sich selbst und dem anderen gegenüber zu lockern.

> Zuerst überzeugte ich Abe davon, dass Fay auf jeden Fall das Recht hatte, Fehler zu machen. Als er das einsah, konnte er für sich selbst das Recht akzeptieren, fehlbar zu sein. Dann half ich Fay dabei, einzusehen, dass sie dieses menschliche Recht, Fehler zu machen, auf sich selbst und auf Abe anwenden konnte. Ah, endlich erfolgreich! Um ihre Finanzen stand es noch eine Zeit lang schlecht, aber ihre Beziehung verbesserte sich enorm. [AE]

Sie können damit aufhören, sich in Selbstmitleid zu suhlen. Sie können damit aufhören, Ihre Soll- und Muss-Vorstellungen sowie Ihre Forderungen mit *der absoluten Wahrheit* zu verwechseln, mit der Art und Weise, wie die „Realität" sein sollte (und daher ist). Sie können Ihrem Partner das Recht gewähren, dieselben Fehler zu machen wie Sie, und das aus keinem besonderen Grund, sondern weil Ihr Partner, ebenso wie Sie, menschlich ist.

Besprechen Sie Ihre Fehler

Yolanta und Ted besprechen ihre Fehler für gewöhnlich miteinander.

> Wir entdecken, dass wir weit mehr Fehler machen, als wir dachten, bevor wir sie besprachen. Unsere Fehler zu besprechen bereitet uns oft Freude, ist manchmal witzig, liefert gelegentlich interessante Erkenntnisse, und was am besten dabei ist, hilft uns, uns selbst und den anderen bereitwilliger zu akzeptieren, „wie er ist". Kurz gesagt, unsere Fehler zu besprechen, bringt uns einander näher. Wir entdecken, dass wir uns ähnlicher sind, als wir uns vorgestellt hätten. Wir lernen immer noch, dass Fehler einen wertvollen Gewinn darstellen können – selbst wenn sie manchmal einen Verlust bewirken. [TC]

Was tun, wenn Fehler – Ihre und/oder die Ihres Partners – Ihre Beziehung immer noch ins Wanken bringen? Dieses Problem betrachten wir im nächsten Kapitel näher.

11

Richtlinie 7: Wandeln Sie Ihre Wünsche in Ziele um

Wandeln Sie Ihre Wünsche in Ziele um, die Sie später vielleicht erreichen. Wenn Sie nicht bekommen, was Sie wollen oder sich wünschen, denken Sie daran, dass Sie es nicht unbedingt haben müssen, weder jetzt noch irgendwann!

Selbst wenn Sie eine oder mehrere der Sieben Richtlinien konsequent anwenden, scheint sich manchmal nichts zu ändern, so dass Sie eventuell entmutigt sind. Ted war entmutigt, denn obwohl er sicher war, Richtlinie 1 bei seiner Frau Yolanta anzuwenden, schien das auf sie keinerlei Wirkung zu haben.

> Wir hatten diese Richtlinie gemeinsam entwickelt und für gut befunden, warum also wandte sie Richtlinie 1 nicht an? Ich folgerte – irrtümlich, wie sich herausstellte –, dass sie sie bei mir nicht einsetzte! Dann erinnerte ich mich

daran, dass diese Richtlinie eine einseitige Verpflichtung darstellt, dass ich mich verpflichtet hatte, sie anzuwenden, egal was sie tat, also übte ich mich weiter darin, sie zu akzeptieren, „wie sie ist". Ungefähr ein Jahr später bemerkte ich eine Änderung an ihrem Verhalten. Statt grantig zu sein, war sie am Morgen nach dem Aufstehen besser gelaunt, und auch während des Tages war sie netter zu mir.

Ich war über diese offensichtliche Änderung zum Besseren verwundert und teilte ihr meinen Eindruck mit. Sie bestätigte die Veränderung. Dann erfuhr ich, dass sie sich im Geheimen die ganze Zeit darin geübt hatte, mich zu akzeptieren, „wie ich bin". Ich war überrascht darüber, dass ich ein Jahr gebraucht hatte, um es zu bemerken. Ihre Veränderung war so allmählich erfolgt, dass sie mir entgangen war. Ich wusste ihre Ausdauer, mit der sie gegen ihren Widerstand gearbeitet hatte, wirklich zu schätzen. [TC]

Denken Sie daran, dass Ihr Partner vielleicht, ohne dass Sie es wissen, an etwas, das Sie an ihm ablehnen, auf eine andere Weise arbeitet. Halten Sie an Ihrer eigenen Verpflichtung fest, Ihren Partner zu akzeptieren, „wie er ist". Dieser Weg mag manchmal schwierig sein. Wenn die Schwierigkeiten anhalten, suchen Sie nach einem Muster, das sich wiederholt.

Suchen Sie nach einem Muster, das sich wiederholt

Werfen Sie einen Blick auf den umrahmten „Überblick über die Alternierende Diskussionsabfolge – RDS" auf der Seite gegenüber. Dieses einfach anwendbare Kommunikations-Tool wurde vor über dreißig Jahren entwickelt und hat tausenden von Paaren und anderen Menschen geholfen, einander besser zu verstehen.

Überblick über die Alternierende Diskussionsabfolge – RDS

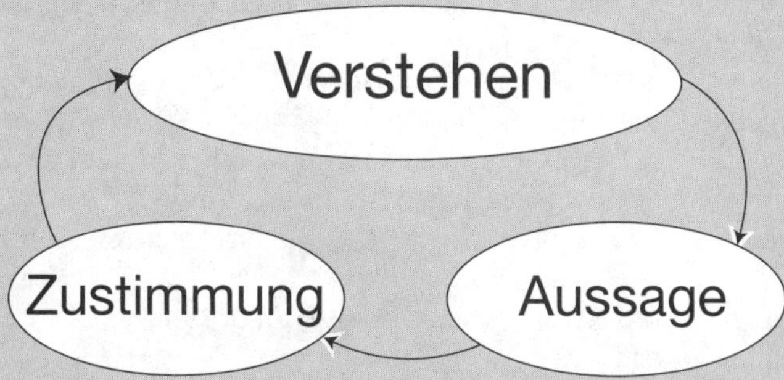

Schritt 1: Verstehen
Einstellung: Bereitschaft, die andere Person *zuerst* zu verstehen.
Absicht: Das Anliegen der anderen Person so zu verstehen, wie sie es meint.
Vorgehen: (a) Geben Sie, ohne zuzustimmen oder zu widersprechen, wieder, was der andere Ihrer Auffassung nach gefühlt, gesagt und gemeint hat. (b) Überprüfen Sie, ob Sie ihn richtig verstanden haben: „Hast du es so gemeint?" (c) Erlauben Sie dem Sender, Sie zu korrigieren. Der Sender, nicht Sie, hat zu beurteilen, wie gut Sie ihn verstanden haben. Dadurch wird die Integrität des Senders gewahrt. (d) Versuchen Sie es erneut, bis der Sender sagt: „Jetzt hast du's kapiert."
Schritt 2: Zustimmung
Einstellung: Ehrlicher Wunsch, dem Sender zuzustimmen.
Absicht: Gemeinsamkeiten auszubauen.
Vorgehen: (a) Bestätigen Sie einige Aspekte des Standpunkts des anderen. (b) Nur ehrliche Zustimmung, noch keine Widersprüche. Sie entscheiden, worin Sie dem anderen zustimmen. Dadurch wird Ihre Integrität gewahrt. (c) Suchen Sie nach möglichst vielen Übereinstimmungen. (d) Tauschen Sie die Rollen und wiederholen Sie die Sequenz.

Schritt 3: Aussage
Einstellung: Wunsch, den Dialog in eine Richtung zu lenken, von der beide profitieren.
Absicht: Dem Zuhörer helfen, zu verstehen, was Sie fühlen, sagen und meinen.
Vorgehen: (a) Präsentieren Sie nur *ein* Anliegen, und zwar deutlich und knapp. Beziehen Sie Ihre Gefühle mit ein. (b) Wenn Sie dem anderen nicht zustimmen, legen Sie Ihren abweichenden Standpunkt dar.
Setzen Sie die RDS-Sequenz, wenn Sie möchten, ein bis drei Runden lang fort.

Melva und Tom waren einverstanden, die Alternierende Diskussionsabfolge (RDS) anzuwenden: dem anderen sorgfältig zuzuhören und das Gesagte so wiederzugeben, wie man es verstanden hat. Tom beschuldigte Melva zunächst, ihm nicht zuzuhören, weil sie seine Kritik, dass sie bei ihren Gesprächen zu viel redete, nicht wiederholte.

> Beachten Sie, dass Tom und Melva die RDS-Sequenz unvollständig ausführten, weil sie nicht „nachprüften", ob sie den anderen richtig verstanden hatten und den Schritt der „Zustimmung" völlig wegließen. Lesen Sie bitte nochmals die eingerahmte Übersicht nach. [TC]

Melva unterließ es, zu wiederholen, was Tom gesagt hatte, weil sie es sehr ernst nahm, ihn trotz seiner „ungerechten" Kritik akzeptierte, „wie er ist", und sofort (und fälschlicherweise) den Mund hielt. Sie sagte sich selbst: „Obwohl ich glaube, dass er nicht Recht damit hat, dass ich zu viel rede, werde ich mich nicht darüber ärgern und die RDS-Regel nicht verletzen, indem ich darüber mit ihm diskutiere. Ich muss ihm sofort *zeigen*, dass ich nicht immer zu viel rede. Also halte ich den Mund und höre *jetzt* besser zu."

Als sie darüber diskutierten, warum sie die RDS-Regel, Toms Anschuldigungen zu wiederholen, nicht befolgte, wurde ihr klar, dass sie von sich selbst verlangte, sie *müsse* ihn sofort durch ihr *Handeln* widerlegen. Eine verbale Rückmeldung genügte ihr nicht.

Tom beschloss, seine *Forderung* – dass Melva ihm genauer zuhört und ihn nicht ständig unterbricht – in eine *starke Präferenz* umzuwandeln. Er definierte seinen *Wunsch*, dass sie weniger redet auch in ein *Ziel* um, an dem man arbeitet und das man vielleicht irgendwann erreicht. Er *verlangte* nicht von ihr, dass sie „sofort den Mund hält", und sagte ihr auch, dass er daran arbeite, diese Forderung aufzugeben. Er freute sich darauf, sie sanft und höflich darauf hinzuweisen, wenn sie „zu viel" redete, zwang sich dazu, nur das zu tun, und bemerkte, wie sich sein Wunsch zunehmend erfüllte. Sein neu definiertes Ziel, das keine Forderung mehr war, die sofort erfüllt werden musste, führte dazu, dass er sich regelrecht darauf freute, Melva sachte – ganz ohne Wut – darauf aufmerksam zu machen, wenn sie zu viel redete.

Mit Hilfe der REVT brachte Al Tom und Melva dorthin, wohin sie vermutlich auch gekommen wären, wenn Sie die RDS vollständig angewandt hätten. Diese Klienten demonstrierten den Wert der RDS-Regeln, *indem sie diese nicht vollständig anwandten*. Melva fragte nicht bei Tom nach, ob sie ihn richtig verstanden hatte. Tom bat sie auch nicht, bei ihm nachzufragen. Sie führten den RDS-Schritt des Verstehens nicht vollständig aus. Eigentlich *versuchten* sie nur, ohne viel Erfolg, die RDS anzuwenden. Hätten Sie den RDS-Schritt des Verstehens ausgeführt, hätte Melva zuerst (a) Toms Aussage wiederholt, wie sie sie verstanden hatte, und (b) bei Tom nachgefragt, ob sie richtig lag: „Willst du das damit sagen?" Tom hätte (c) sie sofort korrigiert, und Melva hätte (d) diese Berichtigung in ihrem zweiten Versuch berücksichtigt. Als Melva an der Reihe war, von Tom verstanden zu werden, hätte sie erklären können, warum sie sofort den Mund hielt. Ihre Probleme hätten mit weniger Ärger für beide früher gelöst werden können. Bevor man eine

Abkürzung nimmt, ist es besser, sich über die formelle RDS im Klaren zu sein. [TC]

Ein dreizehn Jahre dauernder Machtkampf

Louis und Ted haben während der letzten dreizehn Jahre einen *Machtkampf* ausgetragen, aber ihre Situation hat sich jetzt langsam und allmählich gebessert. Ein Machtkampf ist eine Art von Wettbewerb oder ein Spiel, das man spielt, dessen Regeln von der Beziehung bestimmt werden. (Soll- und Muss-Vorstellungen, Forderungen oder Bedingungen sind solche Regeln.) Sie können einen Machtkampf nicht verhindern, aber Sie können Ihre Grundregeln dafür, wie Sie miteinander kommunizieren und umgehen, wesentlich verbessern.

> Louis und ich sind in derselben Gruppe, in der wir anderen Gruppen bei ihren Kommunikationsproblemen helfen. Aber anscheinend können wir unsere eigenen Kommunikationsprobleme nicht lösen. Yolanta fragte Ted: „Warum machst du weiter? Du verschwendest deine Zeit. Es ist, als ob du ständig mit dem Kopf gegen die Wand laufen würdest."
>
> Ich antwortete: „Das ist ein gutes Argument. Da ist jedoch etwas an der zwischenmenschlichen Kommunikation, das ich noch nicht verstanden habe und das ich noch lernen muss. Wenn ich durchhalte, hoffe ich, herauszufinden, was es ist." Als ich in unserem vierzehnten Jahr dieses Kapitel schrieb, erzielten Louis und ich einen Durchbruch in Bezug auf unsere Kommunikationsprobleme.
>
> *Der Durchbruch.* Wir waren uns uneinig darüber, auf wessen Anliegen eingegangen werden sollte. Louis' Anliegen war, dass wir in der Gruppe experimentell eine „neue" Kommunikationsmethode mit anderen Leuten ausprobieren sollten, die nicht zu unserer Gruppe gehören. Dann sollten wir aus diesem Versuch lernen.

Mein Anliegen lautete: „Das klingt gut, aber häufig lernen wir nicht aus unseren Erfahrungen, weil wir unsere Fehler wiederholen. Unser Hauptfehler besteht darin, dass wir an uns selbst nicht ausüben, was wir anderen beizubringen versuchen. Versuchen wir deshalb, zuerst die Mängel innerhalb der Gruppe zu beseitigen, bevor wir versuchen, eine neue Methode zu unterrichten."

Was ist in diesem Fall Fantasie und was ist Realität? In unserem Machtkampf stellten wir uns beide vor, dass wir den anderen von der *Richtigkeit* unseres eigenen Anliegens überzeugen könnten, indem wir unsere Wunschvorstellung darüber, wie sich die Gruppe verhalten soll und muss, *wiederholen*, obwohl die Realität seit dreizehn Jahren das Gegenteil bewies.

Unseren Durchbruch erzielten wir, als wir eine weitere, zuvor noch nicht bemerkte Fantasie entdeckten: Wir würden „Zeit sparen, wenn wir gleich *zur Sache* kommen". Die Redewendung „zur Sache kommen" impliziert, dass es nur *eine* Sache gibt. Unsere Realität bestand jedoch aus *zwei* „Sachen": Louis' Anliegen und Teds Anliegen.

Nach dieser Entdeckung beschlossen wir, unsere zwei Anliegen zu trennen und immer nur eines zu behandeln. Diese Änderung der Spielregeln funktionierte wunderbar bei uns beiden. In zwei Stunden klärten wir, womit wir dreizehn Jahre lang gekämpft hatten! Unser Machtkampf hatte darin bestanden, wessen Anliegen wir behandeln.

Louis nahm diese Erfahrung mit nach Hause, um seine Frau daran teilhaben zu lassen. Für mich war unsere Entdeckung von „kosmischer" Bedeutung, etwas, das sich auf jegliche zwischenmenschliche Kommunikation anwenden lässt.

Ich hatte diese kosmische Erfahrung schon bei anderen Entdeckungen über die menschliche Natur oder die zwischenmenschliche Kommunikation gemacht. Doch

> bei keiner vorherigen Erfahrung dieser Art haben sich diese großen Erwartungen erfüllt. Ich hatte auch diesmal nicht erwartet, dass sie in Erfüllung gehen. Aber für den Augenblick handelte es sich dabei um eine berauschende Fantasie, die ich ungemein genoss. Sofort probierte ich diese Methode bei meiner Frau Yolanta aus, mit einigem Erfolg. Was ich durch Louis gelernt hatte, war, dass ich, wenn ich durchhalte, irgendwann etwas Wichtiges über Kommunikation lerne, das mir vorher noch nicht voll bewusst war. [TC]

Allein eine Fantasie kann manchmal sowohl Spaß machen als auch hilfreich sein. Verwechselt man allerdings Fantasie mit Realität – wie die Menschen das häufig mit ihren Soll- und Muss-Vorstellungen und Forderungen tun –, werden einfache Probleme oft viel komplizierter und schwieriger als notwendig. Durch Soll-Vorstellungen und Mussturbation werden manche ungewollten Probleme vielleicht sogar unlösbar.

Erinnern Sie sich noch an Frank und Frances aus einem vorhergehenden Kapitel? Frances' Mutter Rose lehnte ihren Schwiegersohn völlig ab. Sie wollte ihre Tochter vor Franks ausfallenden Bemerkungen und seinem Verhalten beschützen, indem sie darauf bestand, dass Frances Frank verlassen müsse. Sie bot Frances im Geheimen Geld an, über das sie jederzeit verfügen könnte, sollte sie sich dafür entscheiden, Frank zu verlassen. Doch als Frances nicht tat, was ihre Mutter für sie richtig fand, war Rose sehr verärgert darüber und litt mehrere Jahre an emotionalen Störungen. Aus diesem Grund kam Rose zu Ted und war damit einverstanden, ein Verfahren auszuprobieren, das er entwickelt hatte: fünf Fragen, die im folgenden Abschnitt beschrieben werden.

Von der Fantasie zur Realität

Die folgende Übung besteht aus fünf grundlegenden Fragen, die Sie sich selbst – oder gegenseitig – stellen können, um der

Realität einer Situation auf den Grund zu gehen und ihrer Wunschvorstellung darüber, wie die Dinge „besser“ sein könnten, gegenüberzustellen. Sie finden sie vielleicht hilfreich, wenn Sie daran arbeiten, Wünsche in Ziele umzuwandeln.

- Die *Einleitungsfragen*:

1. *Was genau lehnen Sie ab*? Was stimmt nicht mit den Dingen, so wie sie sind?
2. *Wie* sollten *die Dinge vorzugsweise sein*? Beschreiben Sie den Idealzustand der Situation – wie Sie möchten, dass sie ist.

- Die *Übergangsfrage*:

3. *Warum muss es so sein, wie Sie meinen, dass es sein sollte*? (*Soll- und Muss-Vorstellungen* existieren in der Welt der Fantasie.)
   Wenn Sie die dritte Frage mit etwas wie „Weil die Dinge dann besser wären“ beantwortet haben, enthält Ihr Denken unausgesprochene *Soll- oder Muss-Vorstellungen*, auf die Ihr Partner unter Umständen reagiert. Sie haben die Übergangsfrage „Muss das Leben so sein, wie Sie meinen, dass es sein sollte“ nicht beantwortet. Sie haben eine andere Frage beantwortet: „Wie möchten Sie, dass die Dinge sind?“
   Versuchen Sie es noch einmal. „*Warum* muss *das Universum, Gott, Menschen, Dinge oder Ihr Partner Ihren Wünschen entsprechen*?“ Unterscheiden Sie in Ihrem Denken zwischen (1) Ihrem Wunsch oder Ihrer Vorliebe und (2) den zwingenden Forderungen von *Soll- oder Muss-Vorstellungen*.

- Die *weiterführenden* Fragen:

4. *Wie sieht eigentlich die „faktische“ Realität aus*? Beschreiben Sie die Situation, „wie sie ist“, ohne sie zu beurteilen.
5. *Was möchten Sie tun, um das zu ändern, was Sie ablehnen*? Wenn Sie es ändern können, führen Sie drei Möglichkeiten an. (Wenn Sie wünschen, es wäre anders, betrachten Sie Ihre Fantasie als ein Ziel, das Sie anstreben. Wandeln Sie Ihre zwanghaften Soll- und Muss-Vorstellungen in „Es wäre besser, wenn die Realität so wäre, wie ich sie haben möchte

um, aber denken Sie daran, dass *die Realität ist, „wie sie ist“*!)

Wenden wir diese Fragen jetzt auf Roses Situation an:

- Die *Einleitungsfragen*:
  Frage 1: *Was genau lehnt Rose ab*? **Antwort:** Dass Frank seine Versprechen seiner Schwiegermutter Rose gegenüber nicht einhält, und seine Einstellung zu seiner Ehe mit Frances. Er ist eine Art von Jekyll und Hyde.
  Frage 2: *Wie sollten die Dinge Roses Meinung nach sein*? **Antwort:** Frank sollte der nette, liebevolle Mensch sein, der er war, als er um Frances warb. Doch seit damals hat er sich in Mr. Hyde verwandelt, und ihre Tochter soll und muss diese Ehe aufgeben.
- Die *Übergangsfrage*:
  Frage 3: *Warum muss es so sein, wie Sie, Rose, meinen, dass es sein sollte*? **Antwort:** Weil sie dann diesen „Mistkerl“ los wäre und ein gutes Verhältnis zu ihrer Tochter haben könnte. Hier irrt sich Rose darüber, was zu tun wäre. Die Antwort ist Roses Fantasie und beantwortet die Frage nicht. Die meisten Menschen antworten aus ihrer Fantasie heraus und bemerken gar nicht, dass das, was sie für besser halten, eine Fantasie ist. Ted ließ Roses Antwort zu, ohne sie zu hinterfragen und ging zu Frage 4 über.
- Die *weiterführenden* Fragen:
  Frage 4: *Wie sieht eigentlich die „faktische“ Realität aus*? **Antwort:** Rose hatte Probleme damit, die faktische Realität wiederzugeben, ohne sie zu beurteilen. Für sie war „faktische“ Realität, dass Frank eine Art von Jekyll und Hyde und dem Wohlergehen ihrer Tochter abträglich war. Als wir das gemeinsam erforschten, stellten wir fest, dass faktische Realität war, dass Frank sich nicht so verhielt, wie Rose es wollte, ihre Tochter zu dieser Zeit die Ehe aber nicht aufgeben wollte. Und Roses gute Absicht ist es, ihre Tochter zu unterstützen. Dies war die Basis, um zwischen faktischer Realität und Roses Fantasie zu unterscheiden. Wir leugneten nicht, dass ihre Fantasie wahrscheinlich besser wäre als

die faktische Realität. Aber die Realität ist, womit sie fertig werden muss, und das ist einfacher, wenn man die faktische Realität zugibt und akzeptiert.
Rose hatte ihre Wünsche und Bedürfnisse nie zuvor als Fantasie betrachtet. Sie spielte eine Weile mit und ergründete ihre Fantasievorstellungen. Sie schien die Unterscheidung zwischen Fantasie und Realität nützlich und faszinierend zu finden. Wir kehrten zur Übergangsfrage 3 zurück: *Warum muss die Ehe Ihrer Tochter mit Frank so sein, wie Sie, Rose, meinen, dass es sein sollte*? Die Antwort lautete jetzt: „Es ist, wie es ist. Es gibt keinen Grund, warum die Dinge so sein *sollen* und *müssen*, wie ich sie *gerne* haben möchte." Jetzt waren wir bereit für die weiterführende Frage.
Frage 5: *Was möchten Sie tun, um das zu ändern, was Sie ablehnen*? **Antwort:** „Ich möchte meine Tochter nicht mehr einem Machtkampf zwischen ihrem Mann und mir aussetzen. Ich möchte Frances unterstützen. Ich werde es Frances überlassen, zu entscheiden, ob sie die Ehe aufgibt oder weiterführt, und ich werde sie in ihrem Recht unterstützen, die Fehler zu machen, die sie meiner Meinung nach macht. Ich kann Frances emotional unterstützen. Mein Ziel ist es, dass Frances glücklich ist."
In ihrer Antwort erwähnte Rose nicht, was sie in Bezug auf Frank tun würde, außer dass sie ihren Machtkampf darüber aufgeben würde, wer entscheidet, was am besten für Frances ist. Nachdem sie diese Prozedur abgeschlossen hatte, sagte sie, dass sie sich viel besser und erleichterter fühle. Rose schrieb später einen kurzen Brief an Ted, in dem sie über ihr verändertes Verhalten berichtete, darüber, dass sie ihre Fantasien weiter erforschte und zunehmend imstande war, ihre unrealistischen Wünsche in Ziele umzuwandeln.
Wir haben die Unterscheidung zwischen der Fantasie von Soll- und Muss-Vorstellungen oder Forderungen und der Realität in diesem und vorhergehenden Kapiteln beschrieben. Werfen wir jetzt einen weiteren Blick auf Richtlinie 7. Diese Richtlinie hilft Ihnen dabei, die anderen sechs Richtlinien in die Tat umzusetzen:

Richtlinie 7
Wandeln Sie Ihre Wünsche in Ziele um, die Sie später vielleicht erreichen. Wenn Sie nicht bekommen, was Sie wollen oder sich wünschen, denken Sie daran, dass Sie es nicht unbedingt haben müssen, weder jetzt noch irgendwann!

Jetzt, da wir gesehen haben, wie jede der Sieben Richtlinien funktioniert, betrachten wir einmal, wie wichtig Entschlossenheit für die Sieben Richtlinien ist. Das ist das Thema des nächsten Kapitels.

12

Entschlossenheit führt zum Ziel

Mit Entschlossenheit und Ausdauer kommen Sie Ihrem Ziel näher. Wir empfehlen Ihnen Folgendes für Ihre Arbeit mit den Sieben Richtlinien für wunderbare Beziehungen:

Betrachten Sie die Anwendung der Sieben Richtlinien als einseitige Verpflichtung, unabhängig davon, was Ihr Partner macht oder nicht macht. Jedes Mal, wenn Sie keinen Erfolg damit haben, suchen Sie nach einem Fehler, den Sie eventuell gemacht haben. Vielleicht müssen Sie auch etwas Wichtiges darüber lernen, wie Sie reden oder zuhören.

Wir kennen niemanden, der perfekt darin ist, die Sieben Richtlinien anzuwenden, uns selbst eingeschlossen. Es erfordert Entschlossenheit, sich nicht entmutigen zu lassen, wenn die Dinge nicht richtig zu „funktionieren" scheinen. So weit, so gut. Doch was hat es mit der einseitigen Verpflichtung auf sich? Sie verhindert, dass Sie emotional von Ihrem Partner abhängig sind, um es zu schaffen. Wenn Sie von Ihrem Partner verlangen, „seinen Beitrag" zu den Sieben Richtlinien zu leisten, können Sie das als Rechtfertigung oder Entschuldigung dafür geltend machen, auch aufzuhören. Weil keiner von Ihnen die Sieben Richtlinien perfekt anwenden wird, wird jeder von Ihnen von Zeit zu Zeit das Gefühl haben, dass der andere sich nicht wirklich an diese Richtlinien hält. Dann ist es egal, wer zuerst damit aufhört, sie anzuwenden. Wenn Sie damit aufhören, wird Ihr Partner es auch gerechtfertigt finden, weil Sie aufgehört haben. Die einseitige Verpflichtung kann Ihnen über solch entmutigende Momente hinweghelfen. Und durch die einseitige Verpflichtung kann keiner dem anderen Vorwürfe machen, nicht seinen Teil dazu beigetragen zu haben. Diese Verpflichtung ist eben einseitig und verlangt nicht, dass der andere fair ist.

Ted fühlte sich häufig entmutigt, weil er dachte, dass Yolanta eine oder mehrere der Sieben Richtlinien nicht anwandte.

> Dann erinnerte ich mich daran, dass ich mich einseitig verpflichtet hatte, und beschloss, ihr wieder entgegenzukommen, ohne ihr Vorwürfe zu machen. Yolanta ihrerseits beschloss auch, mir entgegenzukommen, ohne mir Vorwürfe zu machen. Unsere Beziehung erholte sich, statt in einer Abwärtsspirale zu enden.
>
> Es war sehr hilfreich, dass ich mich einseitig verpflichtet hatte.
>
> Hier wäre wohl ein Zitat von Thomas Edison angebracht: „Die meisten Menschen versäumen günstige Gelegenheiten, weil diese Overalls tragen und nach Arbeit aussehen." Ich finde, das Leben bietet uns eine endlose Reihe von Gelegenheiten, die sich oft sogar als erfreulich herausstellen, wenn wir sie ergreifen. Meine Ehe mit Yolanta ist häufig erfreulich, ebenso wie das Abenteuer zu lernen, wie ich mir das Leben erschaffe, das ich leben möchte. Zu einem Abenteuer gehören für gewöhnlich Ereignisse, die ich nicht will oder die zunächst nicht glatt verlaufen. Der Kontrast zwischen Ereignissen, die mir Freude bereiten, und Ereignissen, die ich nicht will, macht die Reise zu einem Abenteuer. Eigentlich ist die Reise mein Ziel.

Aber wenn die Reise mein Ziel ist, welche Richtung möchte ich dann einschlagen? Was ist mein endgültiges Ziel? [TC]

Die Sieben Richtlinien für wunderbare Beziehungen und bessere Kommunikation

1. Akzeptieren Sie Ihren Partner, „wie er ist". Machen Sie ihm keine Vorwürfe. Entscheiden Sie sich dafür, Spaß in Ihrer Beziehung zu haben, und nicht, Ihren Partner zu erziehen, zu verbessern oder zu belehren. Übernehmen Sie die Verantwortung für Ihre eigenen Gefühle. Erlauben Sie sich selbst, Ihren Partner zu *beeinflussen*, aber fordern Sie nicht, dass er sich ändern *muss.* Gestatten Sie ihm ebenfalls, Sie zu beeinflussen, Sie zu überzeugen *und* zu informieren.
2. Zeigen Sie Ihrem Partner häufig, dass Sie ihn schätzen. Danken Sie Ihrem Partner oft für kleine Dinge. Suchen, entdecken oder kreieren Sie Dinge, die Sie an Ihrem Partner wirklich schätzen. Sagen Sie sie ihm. Ehrlichkeit ist sehr wichtig. Meiden Sie den hauptsächlichen „Beziehungskiller" – häufige Kritik an Ihrem Partner.
3. Beweisen Sie bei Ihrer Kommunikation Integrität. Seien Sie ehrlich, was Überzeugungen und Aussagen betrifft, die Ihren eigenen Ansichten darüber, was gerade passiert, widersprechen. Wenn Ihr Partner Recht hat, geben Sie es zu. Seien Sie beide ehrlich und taktvoll. Lassen Sie unterschiedliche Meinungen zu. Vereinbaren Sie, einander nicht für Ihre Ehrlichkeit zu bestrafen, wie Sie das jetzt vielleicht tun. Vereinbaren Sie, ehrlich zu sein und dem anderen seine Ehrlichkeit „zu erlauben".
4. Besprechen und erforschen Sie Meinungsunterschiede mit Ihrem Partner. Gehen Sie Unstimmigkeiten mit Ihrem Partner auf den Grund, um eine Lösung zu finden, bei der Aspekte Ihrer beiden Standpunkte akzeptiert werden. Oder um einander zuzustimmen oder einander zu widersprechen. Seien Sie zu Kompromissen bereit, ohne vorzugeben, dass Sie zustimmen, wenn Sie in Wahrheit gar nicht zustimmen.

5. Unterstützen Sie die Ziele Ihres Partners. Geben Sie Ihre eigene Integrität und Ihre eigenen wichtigen Wünsche und Ansichten nicht auf, aber tun Sie alles, was ehrlich möglich ist, um Ihren Partner zu unterstützen, selbst wenn Sie eindeutig nicht seiner Meinung sind.
6. Gewähren Sie Ihrem Partner das Recht, Fehler zu machen. Respektieren Sie, dass Sie *beide* das Recht haben, fehlbar zu sein – das unveräußerliche Recht, Fehler zu machen und aus Ihren Erfahrungen und Fehlern zu lernen. Gestehen Sie nicht nur sich *selbst* das Recht zu, ein Mensch zu sein, der eben fehleranfällig ist!
7. Wandeln Sie Ihre Wünsche in Ziele um, die Sie später vielleicht erreichen. Wenn Sie nicht bekommen, was Sie wollen oder sich wünschen, denken Sie daran, dass Sie es nicht unbedingt haben *müssen*, weder jetzt noch irgendwann!

Eine funktionierende Beziehung

Roger Fisher drückte es am besten in seinem Buch *Getting Together: Building Relationships as We Negotiate* (Nachfolgewerk zu seinem Bestseller *Getting to Yes*) aus.

> **Streben Sie nach einer „funktionierenden Beziehung“.** Zu Beginn müssen wir klarstellen, was wir unter einer „guten“ Beziehung verstehen. Es bestehen große Unterschiede darin, was der Einzelne von einer Beziehung erwartet. Aber egal, ob man in seiner Beziehung auf Liebe, Geld, Sicherheit oder irgendetwas anderes hofft, jeder von uns bekommt es mit widersprüchlichen Interessen, Überzeugungen und Werten zu tun. Meinungsunterschiede sind unumgänglich. Und wir werden nicht bekommen, was wir uns wünschen, wenn wir nicht imstande sind, mit diesen Meinungsunterschieden umzugehen. In jeder Beziehung, egal ob zwischen Einzelpersonen, Unternehmen, religiösen Gruppen oder Regie-

> rungen sollten wir danach trachten, das aufrechtzuerhalten, was eine gute, „funktionierende" Beziehung – eine, die gut mit Meinungsunterschieden umgehen kann – ausmacht. [Fisher, 1988]

Wir stimmen zu, dass Meinungsunterschiede unumgänglich sind und dass eine gute, „funktionierende" Beziehung darin besteht, gut mit Meinungsunterschieden umgehen zu können. Wir betrachten unsere Sieben Richtlinien als den nächsten Schritt – eine Möglichkeit, um die für eine gute – nein, eine *wunderbare* – Beziehung notwendigen Voraussetzungen zu schaffen. Um eine wahrhaft großartige Beziehung zu führen, bedarf es der *einseitigen Verpflichtung.*

Wir ermutigen Sie dazu, die Anwendung der Sieben Richtlinien als einseitige Verpflichtung zu betrachten, unabhängig davon, was Ihr Partner macht oder nicht macht. Jedes Mal, wenn Sie keinen Erfolg damit haben, suchen Sie nach einem Fehler, den Sie eventuell gemacht haben. Vielleicht müssen Sie auch etwas Wichtiges darüber lernen, wie Sie reden oder zuhören.

Betrachten wir einmal, wie diese Verpflichtung bei jeder einzelnen Richtlinie aussieht.

Die Sieben Richtlinien werden auf diesen zwei Seiten noch einmal dargestellt, damit Sie sie einfach nachschlagen können. Hier ist noch einmal die „Kurzfassung", die der folgenden Diskussion zugrunde liegt:

Richtlinie 1: *Akzeptieren Sie Ihren Partner, „wie er ist".*

Richtlinie 2: *Zeigen Sie Ihrem Partner häufig, dass Sie ihn schätzen.*

Richtlinie 3: *Beweisen Sie bei Ihrer Kommunikation Integrität.*

Richtlinie 4: *Besprechen und erforschen Sie Meinungsunterschiede mit Ihrem Partner.*

Richtlinie 5: *Unterstützen Sie die Ziele Ihres Partners.*

Richtlinie 6: *Gewähren Sie Ihrem Partner das Recht, Fehler zu machen.*

Richtlinie 7: *Wandeln Sie Ihre Wünsche in Ziele um.*

Richtlinie 1: Akzeptieren Sie Ihren Partner, „wie er ist“

Den anderen so zu akzeptieren, „wie er ist“, hängt großteils davon ab, wie Sie mit sich selbst kommunizieren. Ted vertritt folgende Ansicht:

> Yolanta arbeitete jedes Mal daran, mich zu akzeptieren, „wie ich bin“, wenn sie über mich verärgert war. Im Laufe der Zeit verringerte sich die Zeit, die sie dafür brauchte, von einer Woche auf vielleicht eine Stunde. Sie war auch viel weniger häufig verärgert. Das war wesentlich angenehmer, aber die Möglichkeit, dass sie beinahe jederzeit einen plötzlichen Wutausbruch haben könnte, bereitete mir trotzdem ein wenig Unbehagen. In letzter Zeit haben sich die Dinge noch weiter gebessert. Yolanta beschloss, mich prinzipiell zu akzeptieren, „wie ich bin“. Ich verspüre dieses übliche Unbehagen nicht mehr. Durch diese Veränderung ist unsere Beziehung für uns beide viel angenehmer geworden.

Bevor ich dieses Kapitel überarbeitet habe, bat ich Jodean und Saundy, sie besuchen zu dürfen, um zu sehen, wie es ihnen ging. Beide hatten schon früh an einer Konfrontationsgruppe teilgenommen, die ich leitete. Und beide hatten die Geburt und das Wachstum der Sieben Richtlinien miterlebt. Zu jener Zeit hatte Joe ambivalente Gefühle darüber, ob er Saundy heiraten sollte, entschied sich aber dafür, als Saundy sich für einen anderen Mann zu interessieren begann. Ich bot Joe die Hilfe, um die er mich gebeten hatte, um bei Saundy Erfolg zu haben, und er heiratete sie. Unmittelbar nach seiner Heirat teilte er mir im Vertrauen mit, er habe die falsche Frau geheiratet. Später meinte er, es sei meine Schuld, dass er Saundy geheiratet hat.

Mit dieser Einstellung machte er Saundy das Eheleben schwer, die alles tat, um es ihm recht zu machen. Er machte sich besonders Sorgen darüber, dass er das ganze Geld, das er für seinen Ruhestand sparte, verlieren würde, so wie Saundy mit Geld umging. Sie unterzeichnete Verträge, die seine Investitionen und sein Geld schützen sollten. Aber das reichte Joe nicht, um sich emotional sicher zu fühlen. Nichts schien gut genug für ihn zu sein. Saundy ist im Allgemeinen stark und diszipliniert und voller Entschlossenheit, was ihre Ehe mit Joe betrifft. Sie probierte jede Methode aus, die ihr einfiel und die sie in Büchern finden konnte. Nichts schien zu funktionieren. Schließlich gab sie es auf, ihre Ehe retten zu wollen, und überließ Joe die Entscheidung. Wenn er die Ehe beenden wollte, würde sie das unterstützen. Wenn er die Ehe aufrechterhalten wollte, würde sie das auch unterstützen. Nun war Joe also mit seiner eigenen Ambivalenz konfrontiert.

Beachten Sie: Als Saundy Jodeans Ambivalenz voll und ganz akzeptierte, „wie sie ist", gab sie auch ihre unterschwellige Forderung auf, sie müsse ihre Ehe retten. Wie sich herausstellte, war es diese Kombination aus Akzeptanz und das Aufgeben des Wunsches, die Ehe zu retten, die ihre Ehe rettete. Während Joe an seiner Verwirrung arbeitete, beschloss er, sein Geld für Saundy zu riskieren, die ihren Doktor der Philosophie in Pädagogik machte, und sie finanziell und ihre Ehe emotional zu unterstützen. Jahre später rief Joe mich an, um mir für die Rolle, die ich dabei gespielt hatte, dass er einen so wunderbaren Menschen wie Saundy geheiratet hatte, zu danken. Joe erzählt jedem ganz offen und ohne dass es ihm unangenehm ist, dass sie ohne mich niemals geheiratet hätten. Auch, dass er mich später verflucht hatte und mir jetzt dankbar ist. Er liebt Saundy. Ihre Ausdauer und Entschlossenheit hat sich schließlich für beide bezahlt gemacht. [TC]

Ted hat in diesem und anderen Kapiteln dieses Buches gezeigt, wie er die *Sieben Richtlinien für wunderbare Beziehungen und bessere Kommunikation* bei seiner Frau Yolanta und einigen seiner Freunde und Kollegen anwendet. Al hat demonstriert, wie er seinen REVT-Klienten die *Richtlinien* beibringt, und hat mit zahlreichen Beispielen belegt, dass sie funktionieren.

In diesem Kapitel geht Al weiter auf die Anwendung der Richtlinien ein, indem er wichtige Aspekte seines Umgangs mit seiner Partnerin Janet Wolfe und mit einigen seiner engen Freunde aufzeigt. Hier ist sein Bericht darüber, wie er und Janet mit Richtlinie 1, *Akzeptieren Sie Ihren Partner, „wie er ist“*, umgehen.

Janet und ich leben seit 36 Jahren glücklich zusammen, hauptsächlich deshalb, weil wir den anderen akzeptieren, „wie er ist“. Wir haben viele gemeinsame Ziele und Interessen – insbesondere die Leitung des Albert Ellis Institute in New York und seiner Zweigniederlassungen in England, Europa, Asien, Australien, Mexiko und Kanada. Aber in anderen Dingen unterscheiden sich unsere Ziele und Interessen häufig! So ist Janet an europäischer und asiatischer Kunst interessiert und hat unsere Wohnung mit Antiquitäten, Gemälden, Fotos und anderen exotischen Objekten voll gestopft. Mir gefällt diese Dekoration bis zu einem gewissen Grad, aber ich könnte genauso gut ohne sie leben. Moderne Möbel sind nach meinem Geschmack, und mein Büro (in dem ich viel Zeit verbringe) ist mit praktischen, modernen Gegenständen eingerichtet. Janet liest in ihrer Freizeit gerne klassische Literatur, während ich beinahe versessen auf Sachbücher bin und darauf, zu schreiben. Janet geht allein oder mit Freunden aus, zum Abendessen, in Shows, in die Oper, ins Kino, auf Partys usw.; ich mache das vielleicht einmal im Jahr. Wenn ich nicht gerade unterwegs bin, um Vorträge und Seminare zu halten, bin ich ein Stubenhocker. Obwohl Janet auch alleine viele Stunden glücklich und produktiv sein kann, ist sie weit geselliger als ich. In dieser und weiterer Hinsicht sind wir sehr verschieden. Doch obwohl wir in vielen Bereichen unseres Lebens unterschiedlicher Meinung sind, kommt es selten vor, dass wir uns zanken, streiten oder dem anderen Vorwürfe machen, weil er nicht derselben Meinung ist. Warum? Weil wir uns selbst seit 1965, als wir zusammenzogen, beigebracht haben, den anderen vollkommen zu akzeptieren, „wie er ist" – mit all seinen Schwächen, Fehlern und Eigenheiten. Nicht, dass uns die Vorlieben und Abneigungen des anderen *gefallen*. Wohl kaum! Aber wir nehmen sie würdevoll und taktvoll hin. Und das ständig! So leben wir glücklich – wenn auch nicht immer ekstatisch – und liebevoll zusammen. [AE]

Richtlinie 2: Zeigen Sie Ihrem Partner häufig, dass Sie ihn schätzen

Das fällt einem für gewöhnlich leichter, wenn man seinen Partner akzeptiert, „wie er ist". Mike und Liz sind jetzt ein Paar, das sich gegenseitig bewundert. So war es nicht immer. Mike erinnert sich daran, dass Liz ihm ständig Vorwürfe folgender Art machte: „Immer machst du …" und „Nie machst du …". Liz liebt es, das Leben anderer Menschen, deren Art, Geschäfte zu machen oder Probleme zu lösen, zu organisieren. Mike weigert sich, sich von Liz „organisieren" zu lassen.

Liz stimmt mit Mike über ihre Erfahrungen überein, die sie vor Ted miteinander machten:

> Wenn ich verärgert war, hatte das häufig mit Darf-, Soll- und Muss-Vorstellungen zu tun. So hatte ich mein ganzes Leben gelebt („Du *darfst nicht* schwanger werden, bevor du heiratest, du *solltest* ein Kleid tragen, wenn du einkaufen gehst, und du *musst* unbedingt lernen, wie man kocht und einen Haushalt führt."). Mike wollte seine Soll- und Muss-Vorstellungen weniger gerne zugeben, und ich war, ehrlich gesagt, besonders gut darin (ich tat das reflexartig, wie manche sagen würden), meine Soll- und Muss-Vorstellungen zu verteidigen. So werden schließlich Ge-

schäfte gemacht, und das waren die „Mitgliedsgebühren“, wenn Sie so wollen, um eine angesehene Dame der Gesellschaft zu werden.
Was sich noch an unserer Sprache geändert hat, sind absolute Aussagen: immer, nie, jemals, jeder, alles – „Immer machst du …“ *Immer* inspiriert uns jetzt dazu, zu fragen: „Immer?“ „Nun, beinahe immer.“ Verwende ich dennoch absolute Aussagen, halte ich inne und überlege, ob sie stimmen, und manchmal, eher selten, stimmen sie.
Das Schöne am Leben ist, innezuhalten und über ein paar der verrückten Dinge, die ich gesagt, geschrieben, getan oder gedacht habe, nachzudenken und, statt darüber zu erschrecken, die Veränderungen zu feiern und jenen dafür zu danken, die maßgeblich dafür waren, dass ich mich weiterentwickelt habe, weil sie mich gedrängt, angespornt, herausgefordert oder mir widersprochen haben. [Liz]

Mike sagte über Liz am Telefon zu Ted: „Ist sie nicht wunderbar?“ Liz entdeckt, was sie doch für ein Prachtstück von Ehemann hat. Sie schien ziemlich beeindruckt, dass ihr so viele Leute sagen, wie gern sie Mike haben.

Al berichtet, wie er und Janet Richtlinie 2 anwenden: *Zeigen Sie Ihrem Partner häufig, dass Sie ihn schätzen.*

Janet übertrifft mich in diesem Bereich, weil sie – sowohl mir wie auch anderen – so oft zeigt, dass sie schätzt, was ich tue. Ich kann nicht sagen, dass ich ebenso gut darin bin, weil ich so beschäftigt und gedankenverloren bin, dass ich die vielen Dinge, die Janet für mich und das Institut tut, nicht so ausführlich lobe. Ich denke trotzdem, dass ich allmählich besser darin werde, diese Richtlinie zu befolgen. Janet ist ausgezeichnet darin, Verwandten, Freunden und Kollegen – ja, sogar mir – ihre Wertschätzung zu zeigen! Ich lerne von ihr, dies auch häufiger zu tun!

Ich bin jedoch ziemlich gut darin, ständige Kritik zu vermeiden. Nicht, dass ich von Natur aus unkritisch wäre. Ich finde alles Mögliche am Verhalten Janets, meiner Freunde, meiner Klienten und meiner Kollegen „falsch“. Aber fast immer halte ich meine große Klappe und nur ganz selten maßregle ich Janet oder andere. Kritik sabotiert meiner Meinung nach häufig zwischenmenschliche Beziehungen. Wenn ich also jemanden kritisieren möchte – was ziemlich oft vorkommt –, spreche ich meine Gefühle nicht aus, verwende die REVT, um mich selbst nachdrücklich zu hinterfragen, bin traurig und enttäuscht über die *Taten* der Menschen, werde aber nur selten wütend auf *sie*, die „Täter“. Janet ist anderen Menschen gegenüber eher ehrlich und kritischer als ich, beschimpft mich aber nur selten. Oft heißt sie mein Verhalten nicht gut und weist auf meine „Fehler“ hin. Aber sie macht das nur kurz und nicht heftig und beharrlich. [AE]

Richtlinie 3: Beweisen Sie bei Ihrer Kommunikation Integrität

Integrität zu beweisen ist leichter, wenn Sie Ihren Partner akzeptieren, „wie er ist“, und ihm ehrlich zeigen, dass Sie ihn schätzen. Wenn Sie Integrität zeigen, müssen Sie vielleicht dagegen ankämpfen, sich selbst zu täuschen – eine nur allzu menschliche Eigenschaft. Beide Paare – Saundy-Jodean und Mike-Liz – entdeckten in ihrem Verhalten und in ihrer Art zu kommunizieren, Ansätze von Selbsttäuschung.

Liz schrieb, was sie und Mike lernten:

Ein weiteres wichtiges Element für mich und Mike war die Überzeugung, dass wir uns nicht ändern können. (Eine Selbsttäuschung, denn sie konnten sich sehr wohl ändern und taten es auch.) Zu Beginn unserer Ehe antwortete Mike, wenn ich mich über sein Verhalten beschwerte: „Nun, so bin ich eben. Ich kann mich nicht ändern.“ Nachdem wir das ABC (*aktivierendes Ereignis, Überzeugungen* und *Konsequenzen*) gelernt hatten, eröffneten sich uns neue Möglichkeiten, uns weiterzuentwickeln. Toll, wenn ich meine Gedanken (B) oder Gefühle über ein möglicherweise ärgerliches Ereignis (A) ändern kann, dann könnte ich die Situation ganz anders erleben (C).

Vor der REVT glaubten Mike und ich, dass andere Menschen (und besonders wir gegenseitig) uns wütend, froh, traurig, elend usw. machen. Als wir erkannten, welche Macht wir anderen über unsere Gefühle gegeben hatten, holten wir sie uns zurück. Ich bin verantwortlich dafür, was ich fühle (selbst wenn ich im Augenblick nicht genau weiß, was das ist), und ebenso ist jeder andere verantwortlich für seine Gefühle. Mike provoziert manchmal andere (nicht jedoch bei Geschäftsverhandlungen), die sagen: „Du hast/er hat …“ „HABE ICH? HAT ER? Die Person hält für gewöhnlich inne und korrigiert sich häufig selbst. [Liz]

Jodean berichtet, dass er von Ted gelernt hat, die Verantwortung für seine Gefühle zu übernehmen. Seine Selbsttäuschung bestand darin, zu meinen, er sei für seine Gefühle nicht verantwortlich. Wie Liz und Mike dachte auch Joe, dass die anderen Menschen ihn *dazu brachten*, zu fühlen, was er fühlte. Zu sich selbst ehrlich zu sein erforderte, ihre Selbsttäuschung richtig zu stellen.

Al bemerkte Folgendes zu Richtlinie 3: *Beweisen Sie bei Ihrer Kommunikation Integrität.*

Ich glaube, ich kann ehrlich sagen, dass Janet und ich uns selbst oder einander selten über unsere Gefühle belügen. Wenn Janet meint, dass ich mich zu päpstlich oder arrogant verhalte, wenn ich die Vorzüge der REVT anpreise, macht sie keinerlei Ausflüchte und beschönigt ihre Kommentare nicht, sondern sagt mir ganz offen ihre

Meinung. Zunächst stimme ich ihr vielleicht nicht zu, aber ich blicke in mein Herz und erkenne für gewöhnlich, dass sie mit einigen Dingen Recht hat. Dann akzeptiere ich *mich selbst,* „wie ich bin“, betrachte aber mein *Verhalten* kritisch und beschließe, es zu ändern. Nicht, dass mir das immer gelingt! Aber zumindest versuche ich, mich daran zu erinnern, dass es besser wäre, mich zu ändern. Wenn ich ehrlich meine, dass Janet Unrecht hat – zum Beispiel, wenn es um eine wichtige Entscheidung in ihrer Funktion als Institutsleiterin geht –, riskiere ich es, ihr meine Meinung zu sagen, aber nicht auf vorwurfsvolle Art. So wahren wir beide unsere Integrität, selbst wenn wir nicht einer Meinung sind. [AE]

Richtlinie 4: Besprechen und erforschen Sie Meinungsunterschiede mit Ihrem Partner.

Eine für beide Seiten vorteilhafte Lösung zu finden ist durchaus möglich, wenn Sie Ihren Partner akzeptieren, „wie er ist“, Meinungsunterschiede besprechen und erforschen, Ihrem Partner häufig zeigen, dass Sie ihn schätzen, und bei Ihrer Kommunikation Integrität beweisen. Der „Haken“ oder das Problem dabei ist, Meinungsverschiedenheiten offen zu besprechen und zu erforschen. Es kommt häufiger vor, dass man über Meinungsverschiedenheiten streitet oder ihnen aus dem Weg geht, als offen darüber zu sprechen. Diese Richtlinie funktioniert besser, wenn Sie davon ausgehen, dass Ihr Partner einen Standpunkt hat, der es wert ist, in Betracht gezogen zu werden.

Was Ted mit diesem „Haken“ macht ist, dass er annimmt, dass er noch etwas über Kommunikation und das Besprechen von Meinungsunterschieden und Unstimmigkeiten zu lernen hat.

Liz hat es so ausgedrückt:

> Als wir uns in unserer Gruppe mit der RDS (Alternierenden Diskussionsabfolge) befassten, sagte ich: „Das gefällt mir, weil es Regeln gibt!“ (Aber glauben Sie nur ja nicht, dass Mike und ich nicht darüber stritten, wer die Regeln richtig verstanden hat!) Der Ablauf gefiel mir, weil er garantiert, dass (1) ich Gelegenheit bekomme, meine Seite der Geschichte darzulegen, und (2) er an meinem Standpunkt etwas finden muss, dem er zustimmt. Endlich wäre ich im Recht, und er müsste mir zustimmen! Es bedeutete jedoch auch, dass ich für Mike dasselbe tun musste. Ich war zuvor so gut darin gewesen, ihm zum Schein und widerwillig zuzustimmen, aber da er jetzt bestimmte, ob ich ihn richtig verstanden hatte oder nicht, musste ich fair spielen (Mist!). [Liz]

Mike geht mit dem „Haken“ so um, dass er Liz fragt: „Möchtest du Recht haben oder möchtest du verstanden werden?“ Mike war meistens sehr gründlich darin, den anderen zu verstehen, was eine seltene Gabe ist. Wenn der Empfänger einen gut versteht, empfindet der Sender das zumeist als sehr liebevolle Geste.

Saundy lernte durch die RDS, dass die empfangene Botschaft meistens nicht der gesendeten Botschaft entspricht. Sie versucht, der Diskrepanz zwischen Sender und Empfänger auf den Grund zu gehen. Wenn es ihr nicht gelingt, das Missverständnis zu klären, stellt sie sich selbst fünf Fragen.

Zum Beispiel:

1. Worin besteht das Problem?
   Jodean trifft keine Entscheidung über unsere Ehe. Ich hänge praktisch in der Luft.
2. Was willst du?
   Ich möchte, dass er sich bemüht, damit unsere Ehe funktioniert.
3. Was tust du dafür?
   Mich beschweren und weinen.

4. Funktioniert das?
   Nein.
5. Was bist du bereit, jetzt zu tun, das funktionieren könnte?
   Joes Entscheidung zu unterstützen, egal wie sie aussieht, und aufhören zu versuchen, unsere Ehe zu retten.

Jodean ging mit dem „Haken“ so um, dass er Saundy zum Schein zustimmte und 24 Stunden später feststellte, dass sie Recht hatte.

Was die Anwendung von Richtlinie 4 betrifft – *Besprechen und erforschen Sie Meinungsunterschiede mit Ihrem Partner* –, berichtet Al:

> Janet und ich sind vielleicht nicht die Besten, wenn es darum geht, Richtlinie 4 zu befolgen. Wir geben aber häufig unser Bestes, sie anzuwenden.
> Vor einigen Jahren protestierte ich heftig, weil Janet meiner Meinung nach allzu streng zu einer unserer Mitarbeiterinnen war. Vivian schien sehr nachlässig in Bezug auf ihre Pflichten zu sein, versprach oft, Termine einzuhalten, und vergaß dann ihre Versprechen. Mit diesem Verhalten konfrontiert, erinnerte ich sie einfach noch einmal an ihre Versprechen. Man konnte dann einigermaßen sicher sein, dass sie sie schließlich doch erfüllen würde – zumindest einige davon. So erreichte ich zum Teil, was ich wollte. Janet hingegen, die für den reibungslosen Ablauf des Instituts verantwortlich war, brachte Vivian häufig dazu, ihre Versprechen unverzüglich einzuhalten.
> Ich fürchtete, dass Vivian sich über Janets Drängen ärgern könnte und kündigen würde, bevor wir einen Ersatz für sie fänden. Also diskutierte ich zunächst mit Janet darüber – ohne Erfolg. Wir waren sogar nahe daran, uns zu streiten, was nur selten vorkam.
> Kurz zuvor hatten Ted und ich gemeinsam an den *Sieben Richtlinien* gearbeitet, also beschloss ich, mir mehr Gedanken über Richtlinie 4 zu machen. Ich fragte mich, ob

ich irgendetwas tun könnte, um bei dieser Meinungsverschiedenheit mit Janet eine für uns beide vorteilhafte Lösung zu finden. Schließlich erkannte ich, dass es *für mich Vorteile hatte*, wenn Janet an ihrem Standpunkt festhielt. Dazu gehörte: (1) Es würde mir Zeit sparen, wenn ich es Janet überließe, Vivian dazu zu bringen, einige ihrer Aufgaben zu erledigen; (2) Vivian würde vielleicht aus Ärger kündigen, und das Institut müsste ihr Arbeitslosengeld nicht bezahlen; (3) Janet würde es freuen, wenn ich ihr beistünde, obwohl ich dachte, dass sie falsch mit der Situation umging; (4) es würde Janet Antrieb bei der Erfüllung ihrer administrativen Pflichten geben, wenn ich sie nicht damit belästigte, wie „schlecht" sie mit unserer Problemangestellten umging; (5) wenn ich mich Janet nicht widersetzte, konnte sie sich ungestört um andere wichtige Probleme kümmern, mit denen das Institut zu tun hatte.

Als ich mich wirklich darum bemühte, zu sehen, welche Vorteile es für uns beide hatte, wenn Janet mit Vivian „schlecht" umging, fiel es mir leicht, Janet gewähren zu lassen, mich um meine eigenen Angelegenheiten zu kümmern und den Nutzen von Richtlinie 4 für unser gemeinsames Leben zu erkennen. Ich teilte Janet mit, dass ich anderer Meinung war, sagte ihr, dass ich in dieser Angelegenheit kompromissbereit war, ließ sie weiterhin die Aufgaben und Termine für unsere Angestellten bestimmen und ging fröhlich meinen eigenen Pflichten nach. Letztlich kündigte Vivian tatsächlich, und nach einer etwas schwierigen Zeit ersetzte das Institut sie durch eine viel verantwortungsvollere Person. [AE]

Richtlinie 5: Unterstützen Sie die Ziele Ihres Partners

Wenn Sie Ihren Partner akzeptieren, „wie er ist", ihm häufig zeigen, dass Sie ihn schätzen, Integrität beweisen, offen dafür sind, voneinander zu lernen, indem Sie Ihre Meinungsunterschiede und Unstimmigkeiten besprechen und erforschen, wird es Ihnen leicht fallen, die konstruktiven Ziele und Absichten Ihres Partners zu unterstützen. Ted beschloss, als Nicht-Christ, Yolantas Absicht, die Liebe Gottes zu erfahren, zu unterstützen. Yolanta beschloss, trotz ihrer gegensätzlichen Meinung, Ted dabei zu unterstützen, eine alternative Behandlungsmethode für seinen Prostatakrebs auszuprobieren. Jodean beschloss, Saundy zu unterstützen, indem sie von Los Angeles nach Bakersfield zogen und ein neues Haus kauften, so dass sie in der Nähe ihrer Arbeitsstätte war. Liz unterstützte Mikes Wunsch, Handelsvertreter zu werden. Er war erfolgreich. Mike ging zu jedem Vortrag oder Seminar mit, das Liz besuchen wollte.

Richtlinie 5 – *Unterstützen Sie die Ziele Ihres Partners* – funktionierte bei Al und Janet im Fall der oben beschriebenen Institutsangestellten Vivian. Hier sind Als Beobachtungen:

> Beim Meinungsunterschied, den ich mit Janet darüber hatte, dass sie Vivian energisch drängte, effizienter zu sein, verfolgte ich zunächst das Ziel und die Absicht, sie dazu zu bringen, dass sie um jeden Preis weiter für uns arbeitete, denn letzten Endes erledigte sie meine Arbeiten dann doch, und das sehr gut. Janets Ziel war es, streng mit ihr zu sein, so dass sie aufhören würde, Ausreden für ihre Unzuverlässigkeit zu finden, und sich drastisch bessern würde. Wenn nicht, dachte Janet, dann sollten wir sie unbedingt loswerden, da sie uns mehr Schaden als Nutzen zufügte.
>
> Da Janet und ich an unserer gegensätzlichen Meinung festhielten, sie gründlich diskutierten, und das ohne jegliche Feindseligkeit, besprachen und erforschten wir unseren Meinungsunterschied sehr gründlich. Wir machten dann ein paar ziemlich anstrengende Wochen mit dieser Problemangestellten durch, konzentrierten uns darauf, die Probleme, die wir mit ihr hatten, zu lösen (statt uns selbst darüber aufzuregen), und lösten schließ-

> lich einige davon. Dabei gewährten wir einander den Spielraum, mit Vivian auf unsere ganz eigene Weise umzugehen, und akzeptierten die Tatsache, dass unser Vorgehen sich stark von dem des anderen unterschied. Was ich daraus lernte war, strenger zu unseren anderen leitenden Angestellten zu sein, und Janet lernte, sich weniger über einige der anderen Angestellten zu ärgern – zumindest über jene, die bereit waren, ihre Fehler einzugestehen und sich mehr zu bemühen. [AE]

Richtlinie 6: Gewähren Sie Ihrem Partner das Recht, Fehler zu machen

Das ist wiederum ganz einfach, wenn Sie die Grundsätze der vorherigen Richtlinien, nämlich Akzeptanz, Wertschätzung, Integrität, das Besprechen von Meinungsunterschieden und die Ziele des anderen unterstützen, befolgen.

Dieses Buch zu schreiben war ein Gemeinschaftsprojekt. Wir – Al und Ted und Bob Alberti (unser Lektor) – besprachen unsere Meinungsunterschiede, ohne einander Vorwürfe über die vielen Fehler, die uns beim Schreiben passierten, zu machen. Jodean und Saundy akzeptieren für gewöhnlich ihre unterschiedlichen Meinungen, ohne den anderen zu beschuldigen, im Unrecht zu sein. Mike und Liz bereitet es Freude und sie finden es belustigend, mit anderen über ihre Fehler zu sprechen.

Ted gibt zu, dass es ihm manchmal schwer fällt, Yolanta das Recht zu gewähren, Fehler zu machen.

> Ein typisches Beispiel wäre, dass ich vergesse, sie zu akzeptieren, „wie sie ist" (Nr. 1), und Yolanta dafür tadle, einen Meinungsunterschied zwischen uns nicht zu besprechen (Nr. 4), wie sie es natürlich tun sollte. In diesem Augenblick habe ich auch vergessen, ihr das Recht zu gewähren, einen Fehler zu machen (Nr. 6). Manchmal werde ich sogar wütend oder ärgere mich. Ich behaupte

> nicht, perfekt zu sein. Wenn ich mich selbst dabei ertappe, dass ich diese Dinge vergesse, suche ich nach einer Möglichkeit, ihr wieder näher zu kommen. [TC]

Die Richtlinien unterstützen beide Seiten.

Al ging damit, dass Janet zur Institutsangestellten Vivian zu streng war, was er als „Fehler" betrachtete, so um, dass er sich selbst daran erinnerte:

> Vielleicht ist es *mein Fehler*, dass ich es als „Fehler" betrachte, wie Janet Vivian bedrängt. Vielleicht hat Janet mit ihrem Vorgehen Erfolg. Selbst wenn ich *Recht habe* und Janet Unrecht – in Bezug auf diesen oder andere „Fehler", die sie meiner Meinung nach macht –, wird nichts *Schreckliches* oder *Schlimmes* passieren. Es ist nur lästig! Wenn ich mit Janet über ihre „Fehler" streite, wird sie das vermutlich nur davon abhalten, diese jetzt oder in Zukunft zu korrigieren. Wenn sie weiß, dass ich ihre „Fehler" hasse, *sie* selbst aber trotzdem akzeptiere, wird das dazu beitragen, unsere Beziehung zu verbessern und die Dinge, über die wir uns einig sind, zu genießen. Dadurch, dass ich Janet trotz ihrer „Mängel" akzeptiere, werde ich mich selbst weniger aufregen und kann viele der Dinge, die ich in meinem allzu kurzen Leben erledigen möchte, tun. Quäle ich Janet wegen ihrer „Fehler" nicht, so gebe ich ihr die Freiheit, ihren gewählten Weg zu genießen und einen Partner zu haben, der sich mit ihr darüber freut; dann wird sie vermutlich viel nachsichtiger mit mir sein. In diesem Fall wird Janet selbst viel glücklicher sein, wird mir meine alltäglichen Fehler erlauben, mich akzeptieren, egal wie sehr ich mich ihrer Meinung nach „irre", und den Spielraum haben, weit produktiver zu sein.
> Indem ich auf diese Weise dachte, statt abzulehnen, wie Janet in Bezug auf Vivian dachte und agierte, gewährte ich Janet das Recht, „Fehler" zu machen. Diese Richtlinie trug dazu bei, dass wir uns noch besser verstehen. [AE]

Richtlinie 7: Wandeln Sie Ihre Wünsche in Ziele um

Wenn Sie … sowohl Ihren Partner als auch sich selbst akzeptieren, „wie Sie sind“ (Nr. 1), Ihrem Partner und sich selbst häufig Ihre Wertschätzung zeigen (Nr. 2), bei Ihrer Kommunikation Ihre eigene wie auch die Integrität Ihres Partners wahren (Nr. 3), Anteil nehmen an dem, was Sie nicht von Ihrem Partner hören wollen, und Ihrem Partner taktvoll mitteilen, was er nicht von Ihnen hören will (Nr. 4), zumindest teilweise die konstruktiven Ziele und Absichten Ihres Partners unterstützen (Nr. 5), jedem, einschließlich sich selbst, erlauben, Fehler zu machen, und jedem erlauben, seine Fehler zuzugeben, ohne ihn dafür zu bestrafen (Nr. 6) … dann werden Sie diese Richtlinie vermutlich kaum brauchen.

Richtlinie Nr. 7 bietet Ihnen einen eleganten Ausweg aus Ihren eigenen obsessiv-zwanghaften Forderungen und gewährt Ihnen mehr Flexibilität, um Ihre aktuelle oder langfristige Position anzupassen. Sie zeigt Ihnen eine Richtung auf, die Sie einschlagen können. Sie ermöglicht es Ihnen, Ihre Wünsche weiterhin zu verfolgen, ohne stur auf Ihrem Standpunkt zu beharren. Sie verhindert, dass Sie sich deprimiert fühlen, wenn Ihr Wunsch nicht sofort erfüllt wird. Sie ist auf langfristigen Hedonismus ausgerichtet und kann das Streben nach Ihrem Ziel zu einem Vergnügen wie auch zu einer Herausforderung an Ihre angeborene Kreativität machen. Kurz gesagt, wenn Sie Ihre Wünsche in Ziele umwandeln, ändern Sie damit Ihre Einstellung.

Saundy machte aus ihrem Wunsch, Jodean zu heiraten, ein Ziel: ihm Gelegenheit zu geben, das Problem seiner Ambivalenz zu lösen. Sie überließ es ihm, das Problem zu lösen, als sie sich weigerte, zu versuchen, es weiterhin selbst zu lösen, und beschloss, seine Entscheidung voll und ganz zu akzeptieren.

Als Jodean später beschloss, zu riskieren, mit dem Geld für seinen Ruhestand Saundys Universitätsausbildung zu finanzieren, wandelte er seinen Wunsch und seine Forderung nach einer Garantie für finanzielle Sicherheit in die Möglichkeit um, dass ihr gemeinsames Einkommen ihm später die gewünschte Sicherheit bieten würde. Er wandelte sogar seinen Wunsch, für sich selbst zu sorgen, in die Absicht um, Saundy zu unterstützen und für sie beide zu sorgen.

Liz wandelte ihren Wunsch, Mikes Leben zu kontrollieren und zu organisieren, in das Ziel einer partnerschaftlichen Ehe mit Mike um, zu der beide etwas beitragen können. Mike wandelte den Wunsch, er selbst zu sein, in das Ziel um, sich weiterzuentwickeln, reifer zu werden und er selbst zu sein und gleichzeitig konstruktive Änderungen in seiner Ehe zu unterstützen.

Wie Sie sehen, kann es dazu führen, wenn Sie Ihre Wünsche in noch zu erreichende Ziele umwandeln, dass sich auch Ihre Wünsche ändern. Das ist Teil des Reifeprozesses im ständigen Abenteuer des Lebens.

Al äußert sich zu Richtlinie 7 – *Wandeln Sie Ihre Wünsche in Ziele um* – wie folgt:

> Mein Wunsch oder Anliegen darüber, dass Janet nicht so streng zu unserer Mitarbeiterin Vivian sein sollte, war zunächst, sie dazu zu bringen, Vivian weniger zu drängen, mehr Geduld für Vivians ausgesprochen langsame Arbeitsweise aufzubringen und uns mehr Zeit zu geben, Vivian zu ersetzen. Ich gab diesen Wunsch im Augenblick auf und ließ Janet weiterhin so energisch zu Vivian sein. Ich akzeptierte Janet, „wie sie ist“, und hörte auf, mit ihr über unseren Meinungsunterschied darüber, wie sie mit der Situation umgehen sollte, zu streiten. Auf diese Weise konnten wir ohne Feindseligkeit über unseren Meinungsunterschied sprechen. Ich unterstützte Janet in ihrem „falschen“ Führungsstil, und schließlich ging alles gut aus.
>
> Ich gab meinen Wunsch jedoch nicht auf, sondern machte daraus ein Ziel für die Zukunft. Ich wollte auch in Zukunft schwierige Angestellte geduldig und nachsichtig behandeln und Janet davon überzeugen, es mir gleichzu-

> tun. Aber mein Ziel *musste* nicht erreicht werden, weder jetzt noch in Zukunft. Ich machte aus meinem *Ziel* eine starke *Präferenz* und forderte weder von mir noch von Janet, sich unbedingt daran zu halten, so dass es im Hinblick auf dieses Ziel zu keiner ausweglosen Situation oder aktiven Meinungsverschiedenheit mit Janet kam. (Aber ich möchte *immer* noch, dass mein Ziel erreicht wird!) [AE]

Wir werden uns Liz' Kommentar ausleihen, um dieses Kapitel zu beenden:

> Als Ted erstmals über „Denkweise" sprach, wusste ich nicht, wie bedeutend dieser Begriff für mein Weltbild ist. Ich habe jahrelang Geschäftsleute, Politiker, Vertreter und Anhänger der Kirche, Aktivisten und Kulturkundige beobachtet und ihnen zugehört und versucht, etwas über ihre Denkweise herauszufinden. Ich sah und hörte so viele Menschen, die in ihrer Denkweise „feststeckten" und sich der Denkweise eines anderen nicht öffnen konnten (noch wollten).
> („Ich sehe es nicht nur so, es IST so.") Und das bringt uns wieder zurück zur REVT. Wenn Sie divergierende Angaben sehen (oder lesen oder hören), sollten Sie diese Überzeugungen lieber überdenken oder hinterfragen oder zumindest ehrlich zu sich selbst sein. Sonst stecken Sie fest. [Liz]

Im nächsten Kapitel bieten wir ihnen eine einfache, aber nicht immer leichte Methode, die Sieben Richtlinien zu erlernen.

13

Wie Sie dafür sorgen, dass die Sieben Richtlinien funktionieren

Im gesamten Buch haben wir immer wieder betont, wie wichtig es ist, unsere Sieben Richtlinien für wunderbare Beziehungen und bessere Kommunikation zu befolgen. Wir haben Ihnen zahlreiche Beispiele gegeben und Ihnen empfohlen, die Rational-Emotive Verhaltenstherapie und die Alternierende Diskussionsabfolge in die Anwendung der Richtlinien mit einzubeziehen. In diesem letzten Kapitel möchten wir Ihnen ein paar spezielle Tipps geben, wie Sie die Richtlinien erlernen und zu einem festen Bestandteil Ihrer Beziehung machen können.

Tipps, wie Sie die Richtlinien lernen und anwenden

Hier sind zunächst drei einfache Tipps:

Tipp Nr. 1: *Lernen Sie „schrittweise“*. Nehmen Sie sich immer nur einen kleinen Teil vor, den Sie erlernen möchten. Überfordern Sie sich nicht selbst, indem Sie versuchen, sich alle Sieben Richtlinien auf einmal einzuprägen.

Tipp Nr. 2: *Prüfen Sie unsere Aussagen*, eine nach der anderen. Prüfen Sie unsere Behauptungen, um sich selbst davon zu überzeugen, dass die Sieben Richtlinien stimmen. Oder um sie zu widerlegen. Formulieren Sie unsere Richtlinien ruhig um, damit Sie sie besser verstehen oder besser mit ihnen arbeiten können.

Tipp Nr. 3: *Arbeiten Sie kontinuierlich daran*, die Sieben Richtlinien zu verstehen und anzuwenden. Versuchen Sie, Fortschritte zu machen, nicht perfekt zu werden. Seien Sie beharrlich!

Vom Denken zum Handeln

Wir erwarten nicht, dass Sie uns glauben, dass die Sieben Richtlinien Ihr Leben verändern werden. Wir hoffen jedoch, dass Sie sie selbst ausprobieren. Prüfen Sie selbst nach, ob sie bei Ihnen funktionieren oder nicht.

Um Ihnen dabei zu helfen, das herauszufinden, haben wir eine einfach nachzuvollziehende Zusammenfassung erstellt. Wir haben für jede der Sieben Richtlinien ein Ziel definiert, einen Weg aufgezeigt, wie die Richtlinie zu verstehen und anzuwenden ist, eine Vorgehensweise angegeben, um die Richtlinie auszuprobieren, und etwas Platz gelassen, so dass Sie ein paar Bemerkungen dazu notieren können, wie Sie die Richtlinie in Ihrem Leben umsetzen möchten. Wir glauben, Sie werden die folgenden Schritte nützlich finden, um die Richtlinien selbst auszuprobieren.

Richtlinie Nr. 1: *Akzeptieren Sie Ihren Partner, „wie er ist".*

Ziel: Auf eine Weise *über sich selbst zu bestimmen*, die es Ihrem Partner ermöglicht, eigene Entscheidungen zu treffen und zu einer Beziehung beizutragen, die sich selbst korrigiert und Ihnen inneren Frieden bringt.

Weg: *Übernehmen Sie die Verantwortung für Ihre Gefühle.*

Vorschlag: *Achten Sie darauf, ob Sie es vermeiden, nachzudenken* oder die Realität zu akzeptieren. Ermutigen Sie sich selbst dazu, Widrigkeiten, die Ihnen „inakzeptabel" erscheinen, zu akzeptieren.

Ihre eigenen Empfehlungen:

1)
2)

Richtlinie Nr. 2: *Zeigen Sie Ihrem Partner häufig, dass Sie ihn schätzen.*

Ziel: *„Urteilen" Sie nicht.* Akzeptieren Sie Ihren Partner als liebevollen, fürsorglichen Menschen. Helfen Sie einander, Ihr „vollstes" Potenzial zu entfalten. Fördern Sie die Beziehung zu Ihrem Partner durch ehrliche emotionale Unterstützung und Anerkennung, ohne die destruktiven Folgen von Kritik.

Weg: *Ihre Wertschätzung für kleine Dinge häufig und ehrlich zu zeigen*, wirkt wie ein Akkumulator und schafft eine „sichere" Kommunikationsbasis für Ihren Partner, um sich zu öffnen und sich Ihnen vermehrt ehrlich mitzuteilen. Ertappen Sie Ihren Partner dabei, dass er etwas richtig macht. Teilen Sie dies Ihrem Partner mit.

Vorschlag: Jede Sache hat Vor- und Nachteile. „Und/auch." Suchen und entdecken Sie den Vorteil an der Sache, die Sie ablehnen.

Ihre eigenen Empfehlungen:

1)
2)

Richtlinie Nr. 3: *Beweisen Sie bei Ihrer Kommunikation Integrität.*

Ziel: *Eine ständige Basis des Vertrauens für Ihre Beziehung zu schaffen*, nicht in emotionale Fallen oder Verstrickungen zu geraten, die Ihre Integrität untergraben.

Weg: *Geben Sie ehrlich und bereitwillig zu,* (a) was mit Ihrem Partner vorgeht, (b) was mit Ihnen vorgeht und (c) was in Ihrer Beziehung vorgeht. Geben Sie zu, was Sie fühlen und denken. Geben Sie Ihre Schwächen, Ihre Unbeständigkeit und Ihre nicht eingehaltenen Versprechen zu. Geben Sie Ihre Stärken zu und was Sie an sich selbst mögen.

Vorschlag: *Akzeptieren Sie Ihre Angst darüber, dass Sie mit Ehrlichkeit und Integrität nicht immer gut dastehen werden.* Ehrlichkeit und Integrität erfordern den Mut, sich Ihren Ängsten zu stellen und aus Ihren Fehlern zu lernen. Lernen Sie abzuwarten und Ihr Problem zum richtigen Zeitpunkt zu besprechen.

Ihre eigenen Empfehlungen:

1)
2)

Richtlinie Nr. 4: *Besprechen und erforschen Sie Meinungsunterschiede mit Ihrem Partner.*

Ziel: *Gemeinsam* soziale Probleme zu lösen, Konflikte zu vermeiden und es zu genießen, gemeinsam kreativ zu sein.

Weg: *Gehen Sie davon aus, dass der Standpunkt Ihres Partners es immer wert ist, in Betracht gezogen zu werden.* Hören Sie sich das Anliegen Ihres Partners an. Während Sie sprechen, können Sie nicht zuhören.

Vorschlag: *Suchen und finden Sie etwas am Standpunkt Ihres Partners, das richtig*, nützlich oder wahr ist. Konzentrieren Sie sich darauf, das Hauptanliegen Ihres Partners so zu verstehen, wie er es meint.

Ihre eigenen Empfehlungen:

1)
2)

Richtlinie Nr. 5: *Unterstützen Sie die Ziele Ihres Partners.*

Ziel: Ihrem Partner auf vernünftige und unterstützende Weise *zeigen, dass Sie ihn lieben.*

Weg: *Machen Sie klar*, was Sie unter konstruktiven „Absichten" und „Integrität" verstehen.

Vorschlag: *Unterstützen Sie Ihren Partner dabei, sich zu dem einzigartigen Menschen zu entwickeln*, der er, unabhängig von Ihnen, ist. Betrachten Sie Unstimmigkeiten als Unterschiede in Ihrer Meinung und sehen Sie diese Unterschiede als etwas an, das Ihre Beziehung zu Ihrem Partner bereichern kann, wenn Sie offen damit umgehen.

Ihre eigenen Empfehlungen:

1)
2)

Richtlinie Nr. 6: *Gewähren Sie Ihrem Partner das Recht, Fehler zu machen.*

Ziel: *Ihrem Partner zuzugestehen, unvollkommen* und fehlbar zu sein. Geben Sie Ihrem Partner Freiraum und Unterstützung, so dass er lernen und sein eigenes, konstruktives Potenzial entfalten kann.

Weg: *Weigern Sie sich, sich* Ihrer Fehler oder Ihrer Menschlichkeit *zu schämen.* Geben Sie Ähnlichkeiten mit Ihrem Partner zu. Ähnlichkeiten verbinden. Sie selbst sind ebenfalls unvollkommen und fehlbar. Auch Ihre Ansichten sind manchmal falsch, und Sie machen genauso Fehler.

Vorschlag: *Geben Sie Ihre Fehler* und Versäumnisse Ihrem Partner gegenüber *bereitwillig zu* – sobald Sie darauf kommen.

Ihre eigenen Empfehlungen:

1)
2)

Richtlinie Nr. 7: *Wandeln Sie Ihre Wünsche in Ziele um.*

Ziel: *Sie von Ihren Soll- und Muss-Vorstellungen* und der „Entweder/Oder"-Falle *zu befreien*, dass Sie entweder bekommen *müssen*, was Sie wollen, oder sich der hoffnungslosen Verzweiflung hingeben, *niemals* zu bekommen, was Sie sich wünschen.

Weg: *Erinnern Sie sich immer wieder daran, dass Sie nicht bekommen müssen, was Sie sich wünschen.* Weder Gott noch Zufall oder Naturgesetze garantieren Ihnen, dass Sie bekommen, was Sie wollen. Vielleicht bekommen Sie es, vielleicht nicht. Mit der Zeit werden Sie schon herausfinden, was Sie bekommen und was nicht.

Vorschlag: *Halten Sie an Ihren Wünschen, Absichten und Anliegen fest.* Wenn Sie daran arbeiten, einen Wunsch zu verwirklichen, dann gelingt Ihnen das vielleicht. Betrachten Sie Ihren Wunsch aber als zukünftiges Ziel, das Sie anstreben. Wenn Sie damit aufhören, zu *fordern*, was Sie sich wünschen, erhöht sich die Wahrscheinlichkeit, es zu bekommen.

Ihre eigenen Empfehlungen:

1)
2)

Einseitige Verpflichtung: *Verpflichten Sie sich, die Richtlinie zu befolgen*, selbst wenn Ihr Partner es nicht tut. Sie gehen eine einseitige Verpflichtung ein, um Ihre Beziehung zu verbessern.

Ziel: *Zu vermeiden, dass Sie daran scheitern, eine beidseitige Verpflichtung*, die Sieben Richtlinien anzuwenden, *zu erreichen.*

Weg: *Sie sind zu hundert Prozent dafür verantwortlich, die Sieben Richtlinien selbst zu lernen und anzuwenden.* Wenn es eine beidseitige Verpflichtung gibt, dann verpflichtet sich jeder einzeln dazu, die Sieben Richtlinien zu lernen und anzuwenden, egal, was der andere tut.

Vorschlag: Setzen Sie sich zum Ziel, die Sieben Richtlinien zu lernen und anzuwenden, das Sie anstreben, während Sie noch dabei sind, sie zu verstehen und einzusetzen.

Ihre eigenen Empfehlungen:

1)
2)

Wenn Sie beschließen, zuzuhören, kann das dazu führen, dass Sie verwirrt sind. Wenn Sie verwirrt sind, dann sind Sie einfach verwirrt, weil das im Augenblick für Sie so ist. Akzeptieren Sie Ihre Verwirrung, holen Sie dann weitere Informationen ein oder treffen Sie versuchsweise eine willkürliche Entscheidung und warten ab, was passiert.

Sie fürchten sich ein wenig?

Wenn Sie die Sieben Richtlinien anwenden, können unbewusste Ängste oder Ansichten Sie am Lernen hindern. Kommen Ängste auf, haben Sie drei Möglichkeiten. Erstens, *Sie bestätigen, dass Sie sich dafür entscheiden, Ihre Ängste zu bezähmen,* „und/auch", dass Sie zum Teil schon von Ihren Ängsten beherrscht werden. Das scheint auf die meisten Menschen zuzutreffen. Versuchen Sie, Ihre Ängste mit einer „und/auch"-Aussage zu erklären. Zweitens, *Sie stellen sich Ihren Ängsten.* Drittens, *Sie lassen sich von Ihren Ängsten beherrschen.* Wem wollen Sie die Oberhand geben, Ihnen oder Ihren Ängsten („entweder/oder")? Wir hoffen, Sie entscheiden sich dafür, sich die „Beherrschung" Ihrer Ängste zum Ziel zu setzen, das Sie erreichen möchten, und sich nicht von Ihren Ängsten beherrschen zu lassen. Wenn Sie keine Ängste haben und es sind nur Ihre Ansichten, die Sie daran hindern, Ihre Beziehung mit Hilfe der Sieben Richtlinien zu verbessern, betrachten Sie die Richtlinien als Herausforderung, an der Sie wachsen können.

Mutig voran

Letzten Endes entscheiden Sie, wie Sie mit Schwierigkeiten und Unstimmigkeiten in Ihrem Leben umgehen. Wir empfehlen Ihnen, diese Entscheidung bewusst zu treffen, egal ob Sie sich für die Sieben Richtlinien entscheiden oder Ihre eigenen Methoden entwickeln.

Erinnern Sie sich an Richtlinie 6, die wir in Kapitel 10 besprochen haben. Wir alle sind fehlbar. Ihnen und Ihrem Partner wird es nicht immer gelingen, egal wie sehr Sie sich bemühen, die Sieben Richtlinien – oder andere Dinge in Ihrem Leben – zu befolgen. Wenn Sie Ihre angestrebten Ziele nicht erreichen, überdenken Sie diese; möchten Sie das Ziel dann noch immer erreichen, seien Sie beharrlich. Denken Sie daran, dass der Weg zum Erfolg mit *Übung, Übung, Übung* gepflastert ist!

Wir sind überzeugt davon, dass Ihnen die Sieben Richtlinien dabei helfen werden, Ihre Beziehungen und Ihre Kommunikation zu verbessern, und wir empfehlen Ihnen dringend, sie auszuprobieren.

Wir wünschen Ihnen alles Gute.

Literaturhinweise

Die folgende Liste enthält Werke einiger der in diesem Buch erwähnten Autoren, aber überwiegend geht es um Autoren, die sich mit Selbsthilfe befasst haben. Es werden auch einige Bücher über die Rational-Emotive Verhaltenstherapie (REVT) und die Kognitive Verhaltenstherapie (KVT) angeführt, die ebenfalls der Selbsthilfe dienen. Viele der angeführten Werke können über das Albert Ellis Institute, 45 East 65th Street, New York, NY 10021-6593, USA bezogen werden. Der Gratiskatalog des Instituts und sonstige Informationen können bestellt werden, indem Sie Ihre Adresse telefonisch unter 001 / 212 535-0822, per Fax unter 001 / 212 249-3582 oder per E-Mail unter orders@rebt.org bekannt geben. Das Institut bietet diese und sonstige Informationen sowie Vorträge, Seminare, Ausbildungen und Präsentationen zum Thema Persönlichkeitsentwicklung und gesundes Leben an und gibt diese in seinem regelmäßig erscheinenden Gratiskatalog bekannt.

Adler, A. (1964). *Social interest: A challenge to mankind.* New York: Capricorn.

Alberti, R., & Emmons, M. (1995). *Your perfect right.* 7th ed. Atascadero, CA: Impact Publishers.

Barlow, D. H., & Craske, N. G. (1994). *Mastery of your anxiety and panic.* Albany, NY: Graywind Publications.

Beck, A. T. (1988). *Love is not enough.* New York: Harper & Row.

In Deutschland erschienen als:

Beck, Aaron T. (1994). *Liebe ist nie genug.* München: dtv.

Bernard, M. E. (1993). *Staying rational in an irrational world.* New York: Carol Publishing.

Broder, M. S. (1990). *The art of living.* New York: Avon.

Burns, D. D. (1980). *Feeling good: The new mood therapy.* New York: Morrow.

Burns, D. D. (1993). *Ten days to self-esteem.* New York: Morrow.

Covey, Stephen R. (1992). *The seven habits of highly effective people.* New York: Simon & Schuster.
In Deutschland erschienen, als:

Covey, Stephen R. (2000). *Die sieben Wege zur Effektivität.* Heyne.

Crawford, T., & Ellis, A. (1989). A dictionary of rational-emotive feelings and behaviors. *Journal of Rational-Emotive and Cognitive-Behavioral Therapy,* 7 (1), 3-27.

Csikszentmihalyi, Mihaly (1990). *Flow: The psychology of optimal experience.* San Francisco: Harper Perennial.

In Deutschland erschienen als:

Csikszentmihalyi, Mihaly (2002) Flow: Das Geheimnis des Glücks. Stuttart: Klett-Cotta

Dryden, W. (1999). *How to accept yourself.* London: Sheldon.

Dryden, W., & Gordon, J. (1991). *Think your way to happiness.* London: Sheldon Press.

Ellis, A. (1960). *The art and science of love.* New York: Lyle Stuart & Bantam.

Ellis, A. (1957/1975). *How to live with a neurotic: At home and at work.* New York: Crown. Überarbeitete Ausgabe, Hollywood, CA: Wilshire Books, 1975.

Ellis, A. (1962). *Reason and emotion in psychotherapy.* Secaucus, NJ: Citadel.

In Deutschland erschienen als:

Ellis, A. (1977). *Die rational-emotive Therapie. Das innere Selbstgespräch bei seelischen Problemen und seine Veränderung*. München: Pfeiffer.

Ellis, A. (1972/1991). *Psychotherapy and the value of a human being*. New York: Albert Ellis Institute for Rational-Emotive Therapy.

Ellis, A. (Sprecher). *How to stubbornly refuse to be ashamed of anything*. Kassette. New York: Albert Ellis Institute.

Ellis, A. (1976). The biological basis of human irrationality. *Journal of Individual Psychology*, 32, 145-168. Reprinted. New York: Albert Ellis Institute.

Ellis, A. (Sprecher). (1976b). *Conquering low frustration tolerance*. Kassette. New York: Albert Ellis Institute.

Ellis, A. (Sprecher). (1977). *Conquering the dire need for love*. Kassette. New York: Albert Ellis Institute.

Ellis, A. (1988). *How to stubbornly refuse to make yourself miserable about anything – yes, anything!* Secaucus, NJ: Lyle Stuart.

In Deutschland erschienen als:

Ellis, A. (1996). *Training der Gefühle: Wie Sie sich hartnäckig weigern, unglücklich zu sein*. München: mvg Verlag

Ellis, A. (1994). *Reason and emotion in psychotherapy*. Überarbeitete Ausgabe. Secaucus, NJ: Carol Publishing Group.

Ellis, A. (1996a). *How to maintain and enhance your rational emotive therapy gains*. Überarbeitete Ausgabe. New York: Albert Ellis Institute.

Ellis, A. (1996b). *REBT diminishes much of the human ego*. Überarbeitete Ausgabe. New York: Albert Ellis Institute.

Ellis, A. (2000). *How to control your anxiety before it controls you*. New York: Citadel.

Ellis, A. (1999). *How to make yourself happy and remarkably less disturbable*. Atascadero, CA: Impact Publishers.

Ellis, A., & Becker, I. (1982). *A guide to personal happiness*. North Hollywood, CA: Melvin Powers.

Ellis, A., & Blau, S. (1998). (Hrsg.) *The Albert Ellis Reader*. Secaucus, NJ: Carol Publishing Group.

Ellis, A., & Harper, R. A. (1961 / 1997). *A guide to rational living*. North Hollywood, CA: Melvin Powers.

Ellis, A., & Harper, R. A. (1961). *A guide to successful marriage*. North Hollywood, CA: Wilshire Books.

Ellis, A., & Knaus, W. (1977). *Overcoming procrastination*. New York: New American Library.

Ellis, A., & Lange, A. (1994). *How to keep people from pushing your buttons*. New York: Carol Publishing Group.

Ellis, A., & MacLaren, C. (1998). *Rational emotive behaviour therapy: A therapist's guide*. Atascadero, CA: Impact Publishers.

Ellis, A., & Tafrate, C. (1997). *How to control your anger before it controls you*. Secaucus, NJ: Birch Lane Press.

Ellis, A., & Velten, E. (1992). *When AA doesn't work for you: Rational steps for quitting alcohol*. New York: Barricade Books.

Ellis, A., & Velten, E. (1998). *Optimal aging: How to get over growing older*. Chicago: Open Court Publishing.

Fisher, R., Ury, W. & Patton, B. (1981). *Getting to yes*. Boston, MA: Houghton Mifflin Co.

Fisher, R. & Brown, S. (1988) *Getting together: Building relationships as we negotiate*.

Fitzmaurice, K. E. (1997). *Attitude is all you need.* Omaha, NE: Palm Tree Publishers.

Frankl, V. (1959). *Man's search for meaning.* New York: Pocket Books.

In Deutschland erschienen als:

Frankl, Viktor (1998). *Trotzdem Ja zum Leben sagen. Ein Psychologe erlebt das Konzentrationslager.* München: dtv

Froggatt, W. (1993). *Rational self-analyses.* Melbourne: Harper & Collins.

Glasser, W. (1998). *Choice theory.* New York: Harper Perennial.

Glasser, W. (2000). *Reality therapy in action.* New York: Collins.

Haley, J. (1953). *Strategies of psychotherapies.* Grune and Stratten.

Hauck, P. A. (1973). *Overcoming depression.* Philadelphia: Westminster.

Hauck, P. A. (1991). *Overcoming the rating game: Beyond self-love – beyond self-esteem.* Louisville, KY: Westminster/John Knox.

Hayakawa, S. I. (1941). *Language in action.* New York: Harcourt, Brace & Co.

Homey, K. (1950). *Neurosis and human growth.* New York: Norton.

Horvath, A. T. (1998). *Sex, drugs, gambling, and chocolate.* Atascadero, CA: Impact Publishers.

Kantor, N. *Employee counseling.*

Kelly, G. (1955). *The psychology of personal constructs.* New York: Norton.

Kirsch, I. (1999). *How expectations shape experience.* Washington, D.C.: American Psychological Association.

Korzybski, A. (1933/1990). *Science and sanity.* Concord, CA: International Society of General Semantics.

Lange, A., & Jakubowski, P. (1976). *Responsible assertive behaviour*. Champaign, IL: Research Press.

Lazarus, A. A. (1985). *Marital Myths.* Atascadero, CA : Impact Publishers.

In Deutschland erschienen als:

Lazarus, A. A. (2000). *Fallstricke der Liebe. Vierundzwanzig Irrtümer über das Leben zu zweit*. München: dtv

Lazarus, A. A. & Lazarus, C. N. (1997). *The 60-second shrink.* Atascadero, CA : Impact Publishers.

In Deutschland erschienen als:

Lazarus, Arnold A. & Lazarus, Clifford N. (2002). *Der kleine Taschentherapeut. In 60 Sekunden wieder o.k.* Stuttgart: Klett-Cotta

Mahoney, M. J. (1991). *Human change processes.* New York: Basic Books.

Maslow, A. H. (1954). *Motivation and personality.* New York: Harpers.

In Deutschland erschienen als:

Maslow, A. H. (1994) *Motivation und Persönlichkeit*. Rowohlt Tb.

Maultsby, M. C., Jr. (1984). *Rational behavior therapy.* Englewood Cliffs, NJ: Prentice-Hall.

McMullin, R. E. (2000). *The new handbook of cognitive therapy.* New York: Norton.

Meichenbaum, D. (1977). *Cognitive-behavior modification.* New York: Plenum.

In Deutschland erschienen als:

Meichenbaum, Donald (1995). *Kognitive Verhaltensmodifikation (Book on Demand)*. Psychologie Verlagsunion.

Miller, T. (1986). *The unfair advantage*. Manlius, NY: Horsesense, Inc.

Mills, D. (1993). *Overcoming self-esteem*. New York: Albert Ellis Institute.

Phadke, K. M., & Chularii, V. (1997). *Conquering laziness*. New Delhi, India: Excel Books.

Pietsch, W. V. (1993). *The serenity prayer*. San Francsico: Harper San Francisco.

Rapoport, A. (1950). *Science and the goals of man*. New York: Harper & Bothers.

Russell, B. (1930/1985). *The conquest of happiness*. London: Unwind.

Satir, V. (1972). *Peoplemaking*. Science and Behavior Books.

Satir, V. (1983). *Conjoint family therapy*. Science and Behavior Books.

Seligman, M. E. P. (1991). *Learned optimism*. New York: Knopf.

In Deutschland erschienen als:

Seligman, M. E. P. (2001). *Pessimisten küsst man nicht. Optimismus kann man lernen*. München: Droemersche Verlagsanstalt Th. Knaur Nachf. , GmbH & Co.

Seligman, M. E. P. (1995). The effectiveness of psychotherapy: *The Consumer Reports* study. *American Psychologist*, 50, 965-974.

Simon, J. L. (1993). *Good mood*. La Salle, IL: Open Court.

Taylor, S. E. (1990). *Positive illusions: Creative self-deception and the healthy mind.* New York: Basic Books.

Tillich, P. (1953). *The courage to be.* Cambridge: Harvard University Press.

Walen, S., DiGiuseppe, R., & Dryden, W. (1992). *A practitioner's guide to rational-emotive therapy.* New York: Oxford University Press.

Wolfe, J. L. (Sprecher). (1980). *Woman – assert yourself.* Kassette. New York: Albert Ellis Institute.

Wolfe, J. L. (1992). *What to do when he has a headache.* New York: Hyperion.

Young, H. (1974). *A rational counseling primer.* New York: Institute for Rational-Emotive Therapy.

Über die Autoren

Albert Ellis, Ph.D. ist Psychologe und Gründer des Albert Ellis Institute *Rational Emotive Behavior Therapy* in New York, mit angegliederten Zentren auf der ganzen Welt. Im mvgVerlag ist auch sein Buch *Training der Gefühle* erschienen. Ted Crawford diente als junger Soldat der US Army Air Corps in Indien und China. Diese Erfahrung inspirierte ihn auf dem Gebiet der Gewaltprävention und anderen Formen von Konflikten zu arbeiten. Er entwickelte ein fundiertes Wissen über Semantik und studierte *Rational Emotive Behavior Therapy* zusammen mit Albert Ellis.